監修●野村俊明・青木紀久代・堀越勝

これからの対人援助を考える

くらしの中の心理臨床

認知症

編●北村伸・野村俊明

⑤

福村出版

はじめに

　認知症の人は加齢とともに増加し、超高齢社会の我が国では認知症はありふれたものの1つである。そして、私たちの誰もが今はなくてもいずれ何らかの関わりをもつ可能性が大きいと考える。認知症になると、本人ばかりでなく家族や周囲の人の生活や人生にも大きな影響を与える。我が国の認知症施策推進総合戦略では、「認知症の人の意思が尊重され、できる限り住み慣れた地域のよい環境で自分らしく暮らし続けることができる社会の実現を目指す」としている。この実現のためには多職種の協働が必要である。認知症における心理臨床の役割は多方面にわたっており、心理職の働きは大きいが、まだ十分に活用されていないように感じている。

　認知症に対する不安をもっている人は多い。過去の私たちの調査では50歳から79歳の市民の84%が認知症に対する不安をもっていた。もの忘れがあって、認知症かもしれないと不安を抱えている人や実際に認知症と診断された人の不安解消に心理サポートは役立っている。若年認知症の人を介護する人の60%は抑うつ状態と報告されており、認知症の人を介護する人への心理教育や家族サポートも心理臨床の役割である。認知症の診断に際して、認知機能障害を把握するための心理検査の実施とアセスメントは臨床心理士によって行われていることが多い。認知症に対する非薬物療法としては、認知行動療法、認知リハビリテーション、現実見当識訓練、回想法などがあり、心理臨床の分野である。家族会では、臨床心理士が役に立つアドバイスを提供し、コンサルテーションを依頼されることもあるかもしれない。実際に、私たちが実施している若年認知症の人と家族の会では、臨床心理士がファシリテーターとして活動している。この他、認知症介護専門職への研修や認知症サポーター研修において講師を務めることも多い。このように、認知症の人と家族のくらしを維持するために心理職は活躍している。

　本書では、まず超高齢社会の実態と加齢によって高齢者に生じる精神機能の変化について述べる。そして、認知症自体について説明するのはもちろんのこと、認知症の人の喪失と悲嘆、家族介護者の現実と課題および介護負担感などについて述べ、認知症の人と家族介護者への支援と心理職の役割について解説する。次いで、医療、家庭、地域などの場面ごとに事例を提示し、心理臨床の役割や意義に

ついて論じる。また、心理職によって行われている認知症の人や介護者を対象とする取り組みを紹介する。本書により、認知症の人と家族のくらしにおける心理臨床への理解が深まることを期待している。

2017年 春

編者　北村伸・野村俊明

シリーズ刊行の趣旨

生活全体を視野に入れた心理的援助のあり方の模索

　これからの心理的援助は、医療施設や相談室の内部での心理面接という枠から離れて、クライエントの「生活」を援助するという観点をもった援助のあり方を検討することが、ますます重要となると思われます。これは病院・施設での医療やケアから地域での医療・ケアへという社会全体の動きに連なるものであり、これまで以上にそのニーズが加速していくのは必至であると思われます。

　診察室、面接室での臨床が基本であることは間違いありませんが、家庭・学校・職場・地域などで援助を求めているクライエントも少なくないと思われます。面接室だけにこだわっていると、適切な援助ができないこともあるかもしれません。

　面接室の外に目を転ずれば、必然的にさまざまな専門家（および非専門家）との協働作業（コラボレーション）が意識されることになります。医師・看護師・ケースワーカー・作業療法士・理学療法士等、医療関係者だけでもさまざまな職種があります。医療施設の外に出るならば、クライエントは家族・教師・職場の上司や同僚・福祉関係者等、もっと多くの人々との人間関係の中で生活していることが分かります。

　面接室の中では専門家として完結することができるかもしれませんが、面接室を飛び出せば、おのずとさまざまな専門家あるいは非専門家との交流の中で、自分が何をなすべきかを模索せざるをえなくなります。こうした文脈の中で私たちはどのような役割を担うことができるのか、これも本シリーズで考えてみたいことです。

シリーズのキーワード

　これまでに、精神医療や心理的援助についての専門書は数多く出版されていますが、そのほとんどが面接室での臨床に焦点が当てられています。本書のシリーズでは、次の3点をキーワードとして企画・編集がなされています。

　　①生活の場での心理的援助
　　②理論や技法にこだわらない状況に応じた援助

③対人援助職のコラボレーション

　こうした観点から、医学的な知識を積極的に活用しつつ、「生活全体を視野に入れて記述された事例」の実際を紹介することで、生活のさまざまな場面で、心理的援助を行う際に役立つ情報を提供することを目指します。

本書の構成と活用方法
　本書は、およそ次のような構成となっています。最初から順を追って読んでも良いし、目次や索引から、興味のあるところを読み進めてもらってかまいません。活用方法と合わせてまとめておきます。

●第Ⅰ部・事例編
　本書の中心は、前半の事例編です。いくつかの生活領域ごとに章立てがなされており、各巻のテーマとなる事例が掲載されています。どんな事例が含まれているのか、またその領域の特徴などについて、各章の最初に簡潔に述べられています。

本書の構成（事例編）

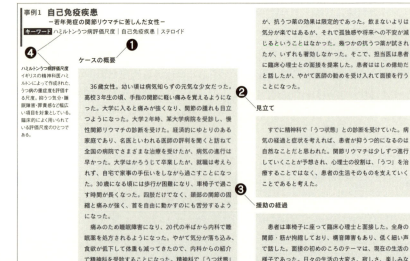

事例1　**自己免疫疾患**
　　　－若年発症の関節リウマチに苦しんだ女性－
キーワード ハミルトンうつ病評価尺度｜自己免疫疾患｜ステロイド

❹

❶ ケースの概要

ハミルトンうつ病評価尺度
イギリスの精神科医ハミルトンによって作成された、うつ病の重症度を評価する尺度。抑うつ気分・睡眠障害・罪責感など幅広い項目を対象としている。臨床的によく用いられている評価尺度のひとつである。

　36歳女性。幼い頃は病気知らずの元気な少女だった。高校3年生の頃、手指の関節に軽い痛みを覚えるようになった。大学に入ると痛みが強くなり、関節の腫れも目立つようになった。大学2年時、某大学病院を受診し、慢性関節リウマチの診断を受けた。経済的にゆとりのある家庭であり、名医といわれる医師の評判を聞くと訪ねて全国の病院でさまざまな治療を受けたが、病気の進行は早かった。大学はかろうじて卒業したが、就職は考えられず、自宅で家事の手伝いをしながら過ごすことになった。30歳になる頃には歩行が困難になり、車椅子で過ごす時間が長くなった。四肢だけでなく、頸部の関節の固縮と痛みが強く、首を自由に動かすのにも苦労するようになった。

　痛みのため睡眠障害になり、20代の半ばから内科で睡眠薬を処方されるようになった。やがて気分が落ち込み、食欲が低下して体重も減ってきたので、内科からの紹介で精神科を受診することになった。精神科で「うつ状態」との診断を受けた。身体の自由がきかず、ほとんど毎日を家の中で過ごす社会と断絶された生活の辛さ、孤独感、身体のあちこちの痛み、将来への不安などが語られた。初診時に施行された**Hamiltonの抑うつ尺度**の得点は28点

　が、抗うつ薬の効果は限定的であった。飲まないよりは気分が楽ではあるが、それで孤独感や将来への不安が減じるということはなかった。幾つかの抗うつ薬が試されたが、いずれも著効しなかった。そこで、担当医は患者に臨床心理士との面接を提案した。患者ははじめ億劫だと話したが、やがて医師の勧めを受け入れて面接を行うことになった。

❷ 見立て

　すでに精神科で「うつ状態」との診断を受けていた。病気の経過と症状を考えれば、患者が抑うつ的になるのは自然なことだと思われた。関節リウマチは少しずつ進行していくことが予想され、心理士の役割は、「うつ」を治療することではなく、患者の生活そのものを支えていくことであると考えた。

❸ 援助の経過

　患者は車椅子に座って臨床心理士と面接した。全身の関節・筋が拘縮しており、構音障害もあり、低く細い声で話した。面接の初めのころのテーマは、現在の生活の様子であった。日々の生活の大変さ、寂しさ、楽しみなどが話題になった。患者は文学や芸能が好きであり、TVや映画のDVD、そして読書が大きな楽しみであった。特に映画についてはよく話した。海外旅行の経験はなかったが、ヨーロッパの国々の歴史や文化についての知識が

　第1章～第3章の各事例には、最初に❶ケースの概要が書かれています。そこから心理的援助のための❷見立てが行われます。当然ながら、単なる診断事例と異なり、援助を行う場によって、概要のところで記載できる情報は、さまざまです。たとえば医療機関のように、初診から比較的多くの情報が得られるところから、くらしの中でだんだんと問題が浮き彫りにされ、どう援助機関につながるかが中心的な問題になってくるところまであり、時間的な経過で得られる情報の特徴が異なります。

　次に、最初の情報からどういった❸援助の経過をたどったのかが記載されています。各ページには、本文とコラムの欄があります。重要な❹キーワードの解説と、関連するページや参考文献が記されていますので、必要に応じて確認してくださると理解が深まるでしょう。

　各事例の最後に❺考察がまとめられています。心理の基礎知識に加えて、医療的な知識が多く書かれていることは、他分野の援助者にとって助けになることが多いと思います。

　なお、各事例は執筆者の実際の経験から構成されていますが、患者さん（クライエント）が特定できないよう配慮されて記述されています。

自己免疫疾患
何らかの理由で、本来は外敵（細菌やウイルスなど）に対して生体を防御する機能である免疫系が、自己の成分を攻撃してしまうことから生じる疾患。膠原病・リウマチ性疾患・内分泌性疾患など多岐にわたる。

ステロイド
ベルヒドロシクロペンタノフェナントレン骨格をもつ化合物の総称。コレステロールやステロイドホルモンなどがある。ステロイドを含む薬物は強い抗炎症作用と抗自己免疫作用を有し、幅広く使用されている。アトピー性皮膚炎における外用薬、臓器移植後の免疫抑制のためのステロイドパ

が語られた。心理士はどう応えてよいのか分からず沈黙するしかなかった。患者の家族は、患者が心理士に会うのを楽しみにしていると医師や心理士に感謝の言葉を述べた。

　面接を始めて数年経った頃、大腿骨頭の破壊が進み、痛みが増悪したため人工股関節に置換する手術を受けることになった。大きな手術であり、患者の不安は強かった。臨床心理士は患者の希望により医師が患者と家族に手術の説明をするのに立ち会った。

　この患者との面接は、およそ10年にわたり続けられた。相談に来る頻度はだんだん減っていき、最後は数か月ごとに近況を報告に来る程度になった。その間にも病気は進行し、患者は寝たきりに近い生活になっていった。患者が面接に来られなくなってからは、時折手紙のやりとりをするようになった。今も年賀状と暑中見舞いのやり取りが続いている。

❺

考察

　関節リウマチ rheumatoid arthritis は、原因不明の慢性的な関節炎を主徴とする疾患である。**自己免疫疾患**のひとつと考えられている。女性に多く発病し、0.3–0.5%の有病率が推定されている。すべての滑膜関節に炎症が生じるが、手指から始まることが多い。関節が破壊され、関節が変形、脱臼し、可動性を失う。関節炎以外では、血管炎・心外膜炎・肺線維症などの合併をみることがある。患者は痛み・運動制限に悩み、QOLが著しく低下する。美容上の問題も大きい。さまざまな薬物療法が試みられているが、いまだ決定的な治

ながら過ごすことを余儀なくされる。最善の治療を受けても、多くの患者は病気は進行していく。患者のQOLを維持するうえで、関節拘縮を防ぎ、可動範囲を狭めないための根気よいリハビリテーションを続けることが大切である。痛みに耐えながら、治癒する希望を持ちにくい、進行を遅らせることを目標とするリハビリテーションを続けるのは辛抱がいることである。

　医療関係者にできることは、患者を支え、慰め、励ますことである。**慢性疾患**、特に進行性の慢性疾患をもつ患者は、長く生きればそれだけ長く痛みや苦しみとつきあうことになるという逆説を生きることになる。特に、この患者は本来なら一番楽しいはずの若い時代からその苦しみの中に投げ出されている。このような患者をどのように支えるのかは、すべての医療スタッフに課せられた大きな課題である。患者が投げやりになって治療を受けることを放棄し、リハビリを止めてしまえば、病気の進行を早めることになる。

　患者を支えるためには、現実生活の中で患者が直面する具体的な問題にともに取り組むことも必要である。主婦であれば、家事・育児に支障が生じるし、性生活を含む夫婦関係の問題が浮かび上がってくることも少なくない。面接を通して心理的精神的に支えるとともに、患者の生活全体を支えていくという姿勢が求められるだろう。この患者の治療やケアの過程では、心理士の果たした役割は大変大きなものがあったと思われる。重篤な慢性疾患の患者のかかわりは、心理士に課せられた重要な役割のひとつであろう。　　（野村俊明）

●第II部・理論編／第III部・資料編

　各巻のテーマにそって、心理的援助に必要な専門的理論がまとめられています。治療論や社会的問題、学術的動向に関する論考などが含まれています。また、統計的資料や援助機関の情報などが、資料編で提供されています。

用語の表記

　各巻によって統一を図っていますが、職種によって表記の慣例が異なるものや、その臨床領域によって使用される頻度の異なる用語が多くあります。監修において、いくつか話題になったものを以下に挙げておきます。

●心理的援助の担い手について

　特定の資格名称でないものとして、「心理臨床家」「心理職」などを採用しました。「心理臨床家」という用語は、臨床心理学の専門家にとって馴染みのある言葉だと思いますが、医療関係者の間では、あまり使われないようです。さまざまな場で心理相談を行う職務があり、職場によって心理の専門家のポストを表す名称が異なることも多くあります。このようなことから、事例の中にふさわしい職名がある場合には、できるだけそれを優先させています。

　また本書では、心理の専門資格名称として「臨床心理士」を使用しています。この資格は、公益財団法人が認定しているもので、心理的援助を行う専門家の養成を行う指定の大学院修士課程を修了した者に受験資格があります。5年の更新制度などによって常に研鑽が求められています。30年近くの間に約3万人が取得し、さまざまな分野で活躍しており、社会的に広く認知されています。本書の執筆者の多くがこの資格を有しており、事例に登場する心の専門家は、基本的に臨床心理士養成課程を修めた水準にある人を想定しています。

　現在心理職は、国家資格の整備が進められており、数年後には国家資格を併せ持った臨床心理士が誕生することとなります。国家資格化とともに、心理職の活用される場が一層広がることが期待されます。心の援助とは何か、またその専門性とはどういうものなのか、といったことが、社会的にも大きく問われていくことになるでしょう。

　本シリーズでは、各巻のテーマにそぐわしい個々の現実的な事例に立ち返りながら、基本を学ぶことを大切にしたいと考えています。その上で、これからの対人援助のあり方について、広く問うていくことを目指しています。

●心理的援助について

　医療では、「診断」「治療」という言葉が当たり前ですが、生活場面で直接これを心理の専門家が行うことはありません。そのためこの2つの用語は、医療場面に限定して使用しています。

　他の場面では「ケア」「援助」、あるいは「支援」という用語が多用されています。治療の目標は治癒することですが、「ケア」という言葉は症状の改善を目的とする狭義の治療ではなく、クライエントを全人的に支えることを目指した関わりになります。心の援助が必要な人には、障害や治癒を望めない状況にある人も含まれています。

　「援助」と「支援」は、使い方の定義が明確にはいかず、医療、福祉、心理、教育など、専門分野によっても違いが見られます。少なくとも心理の場合は、「援助」というとクライエントに直接的な対応をしており、「支援」というと制度や環境などの間接的な対応も広く含まれてくるニュアンスが見受けられますが、これも統一されていません。本書でも、既存の専門用語以外は、ほぼ同義として使用されています。

●心理療法について

　精神科で行われているものは「精神療法」、それ以外の場で心理職が行う場合は「心理療法」と呼ぶことが多いと思います。どちらもpsychotherapy（サイコセラピー）であって、内容が大きく変わるわけではありません。誰がどこで行うものか、という援助者側の問題が反映されています。また特定の心理療法の訓練を受け、それを行う人を「セラピスト」あるいは「治療者」と呼ぶことがありますが、本書では、「心理」という言葉が入るように統一しました。

　これ以外の用語については、各巻の編者を中心に取り決められています。生活場面によって、用法が大きく異なるものは、各章で触れられています。

　このシリーズは、私たちが長らく開催してきた「協働的心理臨床を考える会」から発想が生まれ、福村出版の協力で企画が実現しました。すべての協力者に、感謝いたします。

2015年　秋

シリーズ監修者　野村俊明・青木紀久代・堀越勝

目次

はじめに　*3*

シリーズ刊行の趣旨　*5*

イントロダクション　*14*

第Ⅰ部　事例編

第1章　医療　*32*

事例1　**認知症初期における記憶検査とWAIS- Ⅲの活用例**　*34*
　　　　－危険な自動車運転を契機に受診した男性症例－

事例2　**神経心理学的検査の事例**　*40*
　　　　－前頭側頭葉変性症疑いの患者への認知機能精査のための検査－

事例3　**外来での個別カウンセリング**　*45*
　　　　－精神症状を呈する軽度認知障害の患者への介入－

事例4　**外来における介護家族への心理教育プログラム**　*51*
　　　　－介護負担の軽減と問題解決を目的とした介入－

事例5　**介護準備家族を対象とした個別カウンセリング**　*57*
　　　　－親との葛藤を抱えた介護準備家族へのサポート－

事例6　**認知的リハビリテーションの介入事例**　*65*
　　　　－現実見当識ほか記憶のリハビリテーション－

第2章　家庭・地域　*72*

事例7　**認知症の早期発見事例**　*74*
　　　　－独居高齢女性の早期発見・早期対応ケース－

事例 8　困難事例の検討会議におけるコンサルテーション　*79*
　　　　－地域の困難事例に対する助言活動－
事例 9　認知症早期発見・早期診断推進事業におけるアウトリーチ事例　*85*
　　　　－本人・家族の抱える困難に向き合う支援－
事例 10　介護離職を考えた患者への対応　*91*
　　　　－心理相談とケースワーク－
事例 11　若年性認知症の事例(アセスメント、職場への説明、理解)　*95*
　　　　－相談初期の対応と多職種連携－
事例 12　家族介護者の心理教育　*101*
　　　　－認知症の家族介護者の集団心理教育プログラム－
事例 13　家族会　*107*
　　　　－地域の介護者の会での支え合いによる介護者支援－
事例 14　介護家族の理解と支援　*117*
　　　　－母親の徘徊に悩む家族の継続面談から－
事例 15　認知症発症への不安を抱えた相談者の介入事例　*122*
　　　　－継続相談を通して、不安に寄り添い支える－
事例 16　認知症とうつ　*127*
　　　　－うつ病が疑われた認知症高齢女性の事例－

第3章　施設　*132*
事例 17　認知症デイケア利用者への介入事例　*134*
　　　　－能力低下により独居継続が困難となってきた認知症の人－
事例 18　介護施設における非薬物療法　*139*
　　　　－認知症を抱えた特別養護老人ホーム入所者に対する個人回想法－
事例 19　高齢受刑者への支援　*144*
　　　　－地域生活定着支援事業の活用－

第4章　支援者支援　*148*

事例20　**認知症介護専門職に対する研修**　*150*
　　　　－研修を臨床心理的地域援助の視点からみる－

事例21　**介護専門職への支援**　*155*
　　　　－ケアマネジャーのケース理解と対応へのサポート－

事例22　**認知症サポーター養成講座**　*162*
　　　　－小学校における認知症サポーター養成講座の実施－

第Ⅱ部　理論編

1　**認知症の診断と治療**　*168*
2　**認知症の周辺**　*175*
　　　　－高齢者によくみられる精神疾患－
3　**認知症をとらえる心理アセスメント**　*180*
4　**認知症の人へのケア**　*186*
　　　　－心理職の役割－
5　**認知症家族介護者の心理と支援**　*192*
6　**認知症を対象とする心理療法的アプローチ**　*201*
7　**「街ぐるみ認知症相談センター」の実践と役割**　*211*

第Ⅲ部　資料編

1　**統計資料**　*218*
2　**診断基準**　*225*

3　治療・相談機関　*233*

索引　*238*
執筆者一覧　*242*

イントロダクション

はじめに──超高齢社会の中の高齢者と認知症患者

　我が国は、世界一の長寿国となった。しかし、社会システムは旧態依然としており高齢者は長寿を享受するどころかむしろ受難の時代を迎えているかのようにみえる。ここではまず現在の超高齢社会および高齢者の受難の実態を概観する。

1●超高齢社会の実態

　我が国は世界に類例をみないスピードで高齢化が進行している。内閣府がまとめた高齢社会白書（平成28年版）によると、1950（昭和25）年に5％に満たなかった高齢化率は、1970（昭和45）年に7％を超えて「高齢化社会」となり、その後1994（平成6）年には14％を超えて「高齢社会」に、さらに2007（平成19）年には21％を超えて「超高齢社会」となった。平成28年版高齢社会白書（p.5,図1-1-4）によると、総人口は約1億2711万人、65歳以上の高齢者人口は約3393万人となり、高齢化率は26.7％に達している（図0-1）。また生産年齢人口（15～64歳）は1995（平成7）年に8716万人でピークに達した後、減少に転じ、2013（平成25）年には8000万人を下回っている。

　今後も総人口が減少するなか高齢者が増加することによって高齢化率は上昇を続け、2035年には国民の3人に1人（高齢化率33.4％）が、さらに2060年には国民の2.5人に1人（高齢化率39.9％）が高齢者になると見込まれている。高齢者人口と生産年齢人口、いわゆる現役世代の比をみると、1950（昭和25）年には1人の高齢者に対して12.1人の現役世代であったが、2015（平成27）年には、1人の高齢者に対して現役世代は2.3人となっている。さらに今後、現役世代の割合は低下して、2060年には1：1.3人の比率となると推計されており、高齢者を支える態勢が、神輿型から騎馬戦型へ、騎馬戦型から肩車型へと変化していくことは必至である。

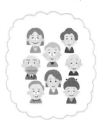

1950（昭和25）年
総人口 8411万人
65歳以上 416万人
（高齢化率4.9%）

2015（平成27）年
総人口 1億2711万人
65歳以上 3393万人
（高齢化率26.7%）

8.2倍

図0-1　高齢者人口増加の実態

表0-1　高齢者のいる世帯構造および認知症患者数の推移

高齢者世帯数	850万世帯（1980年）	2357万世帯（2014年）
全世帯に占める割合	24.0%	46.7%
三世代世帯数	**425万世帯（1980年）**	**311万世帯（2014年）**
全世帯に占める割合	50.1%	13.2%
高齢者夫婦世帯＋高齢者単独世帯	**229万世帯（1980年）**	**1320万世帯（2014年）**
高齢者のいる世帯に占める割合	26.9%	56.0%
独居高齢者数	**91万人（1980年）**	**560万人（2015年）**
高齢者人口に占める割合	21.9%	16.5%
認知症患者数	**126万人（2005年）**	**525万人（2015年）**
65歳以上人口における有病率	6.9%	15.5%

2●社会構造の変化

高齢者の家族と世帯の変化

　高齢人口の飛躍的な増加は世帯構造にも大きな変化をもたらしている。2014（平成26）年、高齢者のいる世帯数は2357万世帯であり、全世帯数（5043万世帯）の46.7%を占めている。1980（昭和55）年の世帯構造では、三世代世帯の割合が50.1%と最も高く、全体の半数を占めていたが、2014（平成26）年には夫婦のみの世帯が約30.7%、単独世帯は約25%で、両者をあわせると半数を超え、三世代世帯は13.2%に激減している。このように、高齢者夫婦のみの世帯と高齢者単独世帯の増加が著しい（表0-1）。

高齢者の受難

　高齢者は、社会的弱者と同義ではない。しかしながら社会のさまざまな局面において多くの高齢者が犠牲者ないしは被害者となっていることも否めない（図0-2）。

犯罪弱者
振り込め詐欺被害件数
約1万3828件
被害総額約477億円
(警察庁, 2015)

交通弱者
交通事故死者数に占める
高齢者の割合54.6%
(警察庁, 2015)

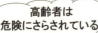

高齢者は
危険にさらされている

災害弱者
東日本大震災における
60歳以上の死亡者数
1万404人(全死亡者の66.1%)
(警察庁, 2016)

行方不明問題
認知症による行方不明者
1万2208人
(警察庁, 2015)

高齢者虐待
虐待認知件数
約1万6000件
(厚労省, 2014)

図0-2　高齢者受難の実態

　交通事故については、2015（平成27）年において交通事故死者数4117人のうち高齢者の死者数は2247人と、高齢者が54.6%を占めている。また、高齢運転者による交通事故が多発していることが指摘されており、2017年3月に認知症のおそれがある高齢運転者が臨時適性検査を受けることなどを定めた道路交通法が改正された。

　主に高齢者を狙う詐欺被害については、「特殊詐欺」の四類型（成りすまし詐欺、架空請求詐欺、融資保証金請求詐欺、還付金詐欺）を総称して、2004年「振り込め詐欺」という統一名称が付けられた。振り込め詐欺被害については、2015（平成27）年は1万3828件（前年比+436件、+3.3%）、被害額476.8億円であり、高い水準で推移している。そのうち、高齢者の資産を標的とした件数は1万605件（76.7%）であり、被害者の約8割を高齢者が占めている。

　高齢者は災害弱者ともいわれる。警察庁の発表によると、2016年3月時点において、岩手・宮城・福島における東日本大震災の死者は、1万5824人である。年齢が判明している死者1万5749人のうち、60歳以上は1万404人と全体の66.1%に達している。

1）高齢者の生理的加齢による変化
1◉認知面の変化

　高齢者の認知機能は、加齢によりさまざまな変化が生じる。クラール（Kral）は、記憶の障害にはさまざまな臨床表現があるが、次第に進行して日常生活に支障をきたす「悪性健忘」（malignant forgetfulness）と、著しい進行を示さない「良性のもの忘れ」（benign type of senescent forgetfulness）を区別すべきであると提言した（石塚, 2011）。1986年、この概念をさらに明確にした「Age-Associated Memory Impairment（AAMI）」が米国国立精神保健研究所から発表された（佐々木, 2011）。これは健常高齢者にみられる生理的な記憶障害で、若年成人の記憶力より1標準偏差以上低下しているが、ウェクスラー記憶検査、ベントン視覚記銘検査などでは認知機能は保たれ、MMSEではカットオフポイントを上回ることで確認されるものである。

　ついで1999年にはピーターソンら（Peterson et al.）によって軽度認知障害（Mild Cognitive Impairment：MCI）が報告された（朝田, 2008）。MCIは正常加齢と認知症の境界領域に位置すると考えられる概念である。

2◉感情面の変化

　感情面は加齢に伴い、以前のように物事に感動しにくくなる「感情の平板化」が生じる。一方、些細な刺激によって感情の統制を失い、不安定さを呈しやすくなる側面もある。また、老年期ではさまざまな喪失体験により、抑うつ感や不安感などに支配されやすく、不快な感情の表現が目立つようになる。さらに認知症などの病的な変化が加わると、猜疑的あるいは妄想的な状態を呈するなどして、種々の精神症状や身体症状が出現することもある。

3◉意志・意欲の変化

　意志・意欲は、加齢によって一般に減弱する。このため高齢になると、何事に対しても面倒で億劫になりがちである。細やかな注意や努力を要することや、精魂を傾けなければならない事柄を徐々に避けるようになる。結果として、一人でいることを好み、社会に距離を置くようになり、環境や社会への適応力の低下も招いてしまう。

4◉性格の変化

　高齢者にみられる性格特徴として、①自己中心性、②保守性、③固執性（柔軟

性の欠如）、④猜疑性、⑤心気的、⑥愚痴っぽさ、⑦引っ込み思案、⑧回りくどい（迂遠）などが挙げられる。高齢者はこれまでのさまざまな人生経験の中で、目の前にある喜びや悲しみが容易に移行・転化することや、成功とされた過去の評価が長く続くものではないこと、人間関係には裏も表もあることなどを身にしみて経験している。また、苦境や逆境も経験し辛酸も舐めて、それに耐える方法もその事柄の意味も心得ている。高齢者は過去の経験と智恵から、ある出来事に対して、慎重かつ保守的な構えをもつ傾向が強い。これは、物事の本質を見抜き洞察するという肯定的で思慮深い態度である一方、自分の体験や感情に基づく判断に偏りがちで、自己中心的で固執に陥りやすい否定的な側面も含んでいる。

加齢による性格変化に関する代表的な知見は、次の通りである。

①性格の先鋭化

若い頃の性格特徴の一部が端的に強調される変化である。短気な人が易怒的になり、慎重な人が融通の利かない頑固一徹になり、節約家が吝嗇家になる。若い頃には他の性格要因や理性的な判断で調和が保たれていたものが、加齢によって調和を失うと、一部の特徴が先鋭化される。

②性格の円熟化

性格上の「角がとれて丸くなる」変化で、純粋で一切の妥協を許さなかった人が穏やかで社交的になるなど、人格的に調和がとれて円熟へと変化する場合である。

加齢によって従来の性格に何らかの変化が生じる場合でも、以前のそれとまったく別の性格に変わっていくことは稀である。性格の質的な変化が起きた場合には、何らかの病的過程によって引き起こされたものではないか、慎重に検討する必要がある。

5●脳の老化

脳にもまた、老化による「形態学的変化」や「神経化学的変化」が認められるが、紙面の制約もあるので本書では省略する。詳細は、水谷（1998）、武田ほか（1998）を参照されたい。

2) 認知症
1●認知症の概念

　認知症とは、①脳が正常に発育して精神機能が通常の発達を遂げた後、②後天的な器質性の病変が起き、③一定の期間、持続的に精神機能（知能を含むがそれに限局するものではない）が低下し、④日常生活や社会生活に支障をきたすようになった状態であり、⑤意識障害のない時にもみられる状態を指す。

2●症状・症候

　脳は身体の中で最も複雑な構造と機能（働き）をもっている。すなわち脳はそれぞれの部位が特有の言語－運動、知覚－感覚、感情－欲求などの機能を司り、なおかつ全体として統合されて記憶、判断、知識の貯蔵、抽象的思考などの高度な機能を遂行できるようになっている。したがって何らかの原因によって脳の限局した部位に障害が生じると、その部位に特有の機能の脱落症状（部分症状ないしは局在症状）をきたす。一方、脳が比較的広い範囲で障害を受けると精神機能の障害が起き、一般に全体症状ないしは全体論的症状とされる認知症が現れる。また脳の病変の部位と分布によっては、気分や性格に変化をきたす場合もある。

　このように認知症では、病変部位や病変の範囲、病変の性質などの諸要因が影響し合いながら、臨床像が決定される。認知症の診断には、臨床的に類似する特徴のあるせん妄やうつ病を除外する必要がある。

3●認知症の疫学

　前述の通り、2015（平成27）年10月現在、我が国の総人口は1億2711万人で高齢者は3393万人、高齢化率は26.7％となった。そのうち前期高齢者は1752万人（13.8％）、後期高齢者は1641万人（12.9％）である。我が国の認知症の有病率に関しては、いくつかの地域において疫学調査が行われてきた。それらの調査によると、65歳以上の高齢者における認知症の有病率は3.8～11％とされている（日本神経学会, 2010）。朝田（2013）の報告では、認知症有病率は15％、MCI有病率は13％と推計しており、これを2015（平成27）年時点の高齢者人口に置き換えると、認知症有病者数は約509万人、MCI有病者数は約441万人と推計され、合わせると950万人（28.0％）、実に高齢者の約4人に1人が認知症に何らかの関連をもつことになる。

4●認知症の原因疾患

　認知症を引き起こす原因疾患は、中枢神経変性疾患の他に、脳血管障害、脳腫瘍、頭部外傷、低酸素脳症、神経感染症、内分泌機能異常、自己免疫性疾患など極めて多岐にわたる（日本神経学会, 2010）。発生頻度が高く、代表的な認知症性疾患は、次の通りである。

　(1)　アルツハイマー型認知症
　(2)　前頭側頭型認知症
　(3)　レビー小体型認知症
　(4)　血管性認知症

5●認知症の診断・鑑別診断・治療計画

　認知症は多様な原因によって引き起こされる複雑な病態であり、診断について一概に記述することは難しい。つまり原因疾患が異なると病像は大きく異なる場合があるし、また原因疾患が同じであっても病変部位やその他の臨床事項の相違によって症例ごとにかなりの差異が生じることが稀ではないからである。

　認知症との鑑別が必要とされる病態には以下の状態ないしは病態が挙げられる。

　(1)　加齢による認知機能の低下（良性健忘）
　(2)　せん妄（特に低活動型せん妄）などの意識障害
　(3)　うつ病（状態）による仮性認知症
　(4)　健忘性障害、詐病ないしは虚偽性障害、統合失調症

　医学的な診断・鑑別診断を行い、包括的な評価をした後、適宜、診断を告知し病態の説明を行う（神経内科編集委員会, 2010）。また、治療についての方針や利用可能な社会資源などについて、患者および家族に対して十分な説明を行う（表0-2）。

3) 認知症の人の悲しさと苦しさ──喪失と悲嘆
1●老年期の心性

　竹中（2005, 2010）によると、喪失体験または対象喪失とは、狭義には「愛するものを喪う体験」を指すが、広義には「(価値ある) 何かを失うこと」であり、失恋や受験の失敗、事業の失敗などさまざまなものが含まれる。喪失体験はどの年

表0-2　認知症における包括的医療

1．診断

(1) 認知症であることの診断

(2) 認知症と似た病態の除外

(3) 認知症の原因疾患の同定

(4) 認知症の現在の状態の把握

　1) 中核症状の評価

　2) 周辺症状の評価

　3) 認知機能に関する評価

　4) 心理検査結果の評価

　5) ADL（BADL, IADL）の評価

　6) 臨床検査の評価

　7) 画像検査の評価

　8) 生理検査の評価

(5) 全身状態の把握ないしは管理

2．診断・治療構築

(1) 臨床所見の要約

(2) 臨床検査所見の要約

　1) 臨床検査成績の要約

　2) 心理検査成績の要約

　3) 認知機能検査・神経心理学的検査成績の要約

　4) 画像検査成績の要約

　5)ADL（BADL, IADL）の要約

　6) 臨床所見の要約

(3) 診断・治療方針の検討

3．本人・家族への説明、情報の提供

(1) 本人・家族への告知・説明

(2) 心理教育プログラムの説明・参加

(3) 社会資源の説明・利用（介護保険を含む）

(4) デイケアの説明・参加

(5) 権利擁護の情報提供

　1) 成年後見制度の説明

　2) 任意後見制度の説明

(6) 地域支援制度の説明

(7) 介護負担軽減の説明・相談

　1) ショートステイの説明

　2)レスパイト療法の説明（レスパイト介入、レスパイト入院など）

代でも遭遇するものであるが、竹中（2010）は老年期では「もはや新たな展望をもち得る可能性が限られる状況に置かれているため、それ以前の年代のものよりも普遍的かつ根源的である」と指摘している。さらにいえば、老年期における喪失は客観であり、それに対する主観の反応の異常が抑うつや妄想、急性錯乱などを引き起こす素地となりうる。したがって、たとえば「愛する人の死」による喪失体験の場合には、「死」という客観的な事実だけではなく、それによって引き起こされる主観的体験、感情を含んでおり、その悲しみを乗り越えようとする一連の心理的プロセスが続く。この過程が、悲嘆（悲哀）といわれる。

　喪失体験の状況や当事者にとっての意味を明らかにすることは、高齢者の精神的問題の理解において重要な基本的前提となる。高齢者は喪失体験の後に、孤独感、寂寥感、不安感に支配されることが少なくないが、配偶者や親きょうだい、友人との別離、老夫婦のみあるいは独居などの状況で感じる寄る辺のない寂しさは、容易に了解可能なものと考えられる。

　老年期における喪失体験としては、主に次の6つが挙げられる（竹中, 2005）。

①自己像の喪失
⑴ 自己の身体に関する喪失：身体的な老化現象であり、対象化され可視的なものである。完全な自己存在を破綻へと導くことがある。
⑵ 自己の精神機能に関する喪失：記銘・記憶、理解・判断力をはじめ多くの精神機能が低下する。新しい物への興味や関心が狭隘化する。

②感覚器の喪失
視覚や聴覚などの感覚器官において、機能低下あるいは喪失がみられる。

③社会的存在の喪失
社会参加が制限され、孤立する。役職からの引退や退職により社会的役割を喪失する。

④家庭における喪失
家長的な立場を喪失し、存在感が薄くなる。経済的にも弱体化し、家庭での発言力が低下する。

⑤人間関係の喪失
大切な人々との死別により、重大な喪失を体験する。

⑥精神的資産の喪失
生活体験の歴史と意味を失い、孤立に拍車がかかる。

　竹中（2005）は「老いそのものが喪失体験である。社会的には仕事や役割を失い、人間関係ではさまざまな別離、そして心身の衰えに直面する。それらの喪失は新しい転換のきっかけでもある。多くの人が仕事や役割から解放されて自由に生きられるようになった時、自分がどう生きていくかに戸惑う」としている。また高齢者は喪失体験を可能性ある明日につなげることができないため、「一つの目標が達成されたならばそれ自体が目標喪失であり対象喪失である。老年期には喪失体験が連鎖反応のように次から次へと起きることが稀ならず起きるのである」とも指摘している。

　認知症に罹患すると、通常の喪失体験に加えて病的な機能の脱落が起きるため、それまでにない深刻な喪失を体験することとなり、さらなる悲嘆が重畳される。

2◉死別反応ないしは悲嘆反応

　既述の通り、喪失体験の最大のものは「愛するものを喪う体験」であり、悲しさや苦しさ、絶望などさまざまな感情を含む心理過程の複合体が生じる。人物の他に重要な所有物、環境、職業、身体機能の喪失も、その対象となる。自己の内的世界を再構築するに至るまでの心理的プロセスである悲嘆（悲哀）は、「通常の悲嘆」と「複雑性の悲嘆」に類別される（坂口, 2010；ウォーデン, 2011）。

①通常の悲嘆

　喪失に対するさまざまな心理的・身体的症状の多くは、正常なストレス反応であり、それ自体は病的なものとはいえない。主に、次のような反応がみられる。

(1) 感情反応：悲しみ・嘆き、絶望、苦悩・苦痛、怒り、自責の念、後悔、無感動、無快楽、孤独感
(2) 認知反応：集中力低下、思考の混乱、故人の声が聞こえる、故人への思慕、故人の存在を感じる、自尊心の低下
(3) 行動反応：動揺、緊張、疲労・疲弊、過活動、引きこもり、探索行動（故人の姿を見つけようとする）
(4) 身体反応：頭痛、悪心・嘔吐、便秘、息苦しさ、食欲不振、睡眠障害、活力低下

　死別の場合、以上のような症状が数時間〜数日で出現し、6か月後にピークに

及び、2年程で軽減・消退する。故人の命日や記念日に当時の記憶が蘇り、上記の反応が再燃することもある（記念日反応）。

②複雑性悲嘆 (complicated grief) (遷延性悲嘆：prolonged grief)

　種々の要因が複雑に作用して「通常の悲嘆」の範囲を超え、精神科的な治療を要する事態となることがある。これが「複雑性悲嘆」であり、「遷延性悲嘆」ともいわれる。特徴は次の4つである。

(1) 遷延性悲嘆：悲嘆の持続期間が極端に長く、いつまでも解決されない。
(2) 遅発悲嘆：死別直後には悲嘆を表さず、何らかの契機により強い悲嘆反応が現れる。
(3) 誇張された悲嘆：悲嘆反応の程度が激しく、「うつ病」「パニック障害」と診断される病状を示す。
(4) 仮面悲嘆：悲嘆の症状が抑圧され、複雑な身体症状や行動障害を呈する。

　この「複雑性悲嘆」ないし「遷延性悲嘆」と考えられるケースに宮沢賢治の例がある。賢治は、最愛の妹トシを結核で大正11年11月に亡くしている。その経験が「永訣の朝」に記述されていることは周知の通りであるが、その後発表した「宗谷挽歌」の中で、賢治は、妹トシが死後どんな世界に生まれ変わったのか知りたかったと述べ、実際にトシの姿を見、声も聴いたと記している。特有の世界が描かれており、精神医学的側面から考察すると、複雑性悲嘆と考えられる。

3●認知症の人のこころ

　近年、認知症の病気のプロセスは極めて長いと考えられている。たとえば、アルツハイマー病の場合、アミロイドβ蛋白（Aβ）の蓄積によって病理過程が引き起こされる「アミロイド仮説」が有力である。その仮説によると、このAβは緩徐に蓄積するが、臨床症状が現れるまでには20〜30年を要するとされている。

　臨床的に発症したと診断されるまでに、本人は混乱の中で悪戦苦闘を余儀なくされる（斎藤、2013）。自己の認知機能の低下に対する不安、将来に対する絶望、焦燥、あるいは怒り、激しい感情の暴発を伴う「破局反応」などが現れる。

　また、精神機能の低下・欠落に対して、辻褄を合わせて正常に機能しているように振る舞う「取り繕い（反応）」もよくみられる。このことは認知症の人本人が、

自己の認知（精神）機能の低下に対しておぼろな不全感あるいは病感を抱いていることの現れである。

　認知症の人本人の心理状態を、診察場面での語りを参考にまとめると、次の通りである。

　・昔と同じにはできない。他の人がすぐにできても私にはできない。
　・馬鹿にされ厄介者扱いされている。いつも叱られている。
　・詰問や犯罪者扱いはやめてくれ。
　・すぐに忘れてしまい、自分のしたことがわからない。
　・何かするように言われても、どうしたらよいかわからない。
　・自分がどこにいるのかわからない。
　・自分の話している相手が誰なのかわからない。
　・家に帰ってゆっくりしたい。
　・家族に会って安心しくつろぎたい。

　このように認知症の人の日々は、喪失体験の連続であり、彼らが傷つき、悲嘆の中にあることが理解できる。臨床場面においても、認知症の人のこのような心情あるいは心の機微に、慎重で十分な気配りが必要である。

7）家族介護者の現実
1●家族介護者の現実と課題
　既述の通り、我が国は超高齢社会を迎え世帯構造にも大きな変化が起きている。その要点は次の通りである。

　(1)　高齢者世帯が急増して全世帯の46.7％に達している。
　(2)　高齢者世帯では、夫婦のみの世帯が最も多く30.7％、単独世帯（独居老人）は25.3％、合計すると56.0％と、過半数を占める。
　(3)　伝統的であった三世代世帯は減少の一途をたどり、13.2％となっている。認知症高齢者は、2016（平成27）年には525万人とされ、有病率は15.5％、実に7人に1人が認知症になると見込まれている。

　このように高齢者を取り巻く世帯構造の変化は老老介護ないしは独居老人の増

加を招いており、高齢行方不明者、孤独死の一因となっている。また、我が国では在宅介護が主流であるため、認知症の人の急増は、必然的に家族介護者の急増を意味している。高齢社会白書（平成28年版）によれば、要介護者に対する主たる介護者の続柄は、配偶者26.2%、子が21.8%、子の配偶者が11.2%であり、61.6%が同居する家族であることが示されている。また介護者の性別は、男性31.3%、女性68.7%と女性が大多数を占める。介護者の年齢は、男性の69.0%、女性の68.5%が60歳以上である。つまり、家族介護は高齢の女性配偶者が主力となっていることが明らかである。また、同居する介護者が介護に従事する時間は、要介護度4以上では、約半数が「ほぼ終日」にわたる介護を余儀なくされている。

2●家族介護者の介護負担・介護負担感

　家族介護者の介護負担には、実際に肉体労働が要求される身体的負担、周りに理解者や支援者がいない心理的負担、介護のために離職を余儀なくされ、医療費や介護費がかさむ経済的負担などがある。
　家族介護者が、辛く、負担に感じる主な事項は次の通りである。

・夜、外に出て行かれてしまう（徘徊）
・夜中に起こされぐっすり眠れない
・何度も同じことを言う、質問する
・介護者を非難する、威嚇する、疑う
・危険な行為をする、介護者に暴力を振るう
・言っていることが理解できないし、こちらの言うことも理解してくれない
・介護を拒否する、食事や服薬、入浴を拒否する
・身内の者から介護のやり方について非難される
・トイレ以外で排泄する
・家の中で動き回り、終始目が離せない
・いつも付きまとわれる
・自分の時間がもてない
・どう接してよいかわからない
・医師や看護師の対応が不適切
・役所の対応が不親切

　このように家族介護者はさまざまな心理的負担を感じており、十分な休息もとれずにいるにもかかわらず、周囲から十分な理解や支援を得られず孤立した状況にある。

3●喪失と悲嘆

あいまいな喪失(Ambiguous Loss;AL)の2類型
――「さよならのない別れ」と「別れのないさよなら」

　喪失とその後に続く悲嘆には多様な表現がある。ボス（Boss, 1999）は、親密な関係にある人について、身体的あるいは心理的な存在が確実ではない場合、特有の喪失状況が認められることを指摘している。ボス（1999）のいう「あいまいな喪失」には、二つの類型がある。一つ目は、身体的には存在しないが心理的には存在していると認識される状態であり、「さよならのない別れ」ともいわれる。代表的には、大規模自然災害における行方不明や戦争での行方不明兵士などが当てはまる。東日本大震災の場合には、震災後に大規模津波が発生して多数の行方不明者が出た。津波により行方不明になった人を懸命に捜索しても見つからない場合、この身体的不在が最終的なものか、一時的なものか判断ができない。それゆえ、社会的にも「死」との承認を受けられず、家族としても「喪」の作業をスタートできない。

　もう一つの類型は、身体的には存在しているが、心理的には存在しているとは言い難い場合であり、「別れのないさよなら」といわれる。家族など親密な人が認知症に罹り、次第に進行してこれまでの精神機能を想定することが困難となった場合がこれに当てはまる。外見的には大きな変化がなくとも、人格は形骸化して以前のその人らしさは見出し難くなる。「別れのないさよなら」は、当然社会的に承認を受けることもなく、喪の作業もスタートされない。いくつかのガイドラインを参考に脱却を模索するほかはない。

　いずれの場合の「あいまいな喪失」も、甚大な精神的なダメージをきたすことは避け難いことと考えられる。

5）認知症の人ならびに家族介護者への支援と心理職の役割

　これまでの概説で明らかなように、認知症臨床において心理職が介入して果たすべき役割は極めて多く、かつ重要である。適宜、適切な心理的介入を有効に行

うことが要請される。そのために、以下の専門資格の定義に沿って説明を加える。

　(公財) 日本臨床心理士資格認定協会の認定資格である「臨床心理士」の専門業務は、①臨床心理査定、②臨床心理面接、③臨床心理的援助、④①〜③に関する調査・研究、と示されている。また、2015年に成立した「公認心理師法」では、その役割として、「(1) 心理に関する支援を要する者の心理状態の観察、その結果の分析、(2) 心理に関する支援を要する者に対する、その心理に関する相談及び助言、指導その他の援助、(3) 心理に関する支援を要する者の関係者に対する相談及び助言、指導その他の援助、(4) 心の健康に関する知識の普及を図るための教育及び情報の提供」、以上4点が明記されている。

　これらの定義を踏まえ、認知症領域において心理職が果たすべき主な役割について概観したい。

1●アセスメント

　観察面接や各種心理検査、詳細な現病歴・生育歴の聴取などを通じて認知症の人の認知機能や心理状態についてアセスメントを行う。認知症の人に対する各種支援を検討するためには、心理的特性、認知機能のアセスメントにとどまらず、経済状況、家族関係、地域におけるサポートシステムなど多角的なアセスメントが重要となる。広く、認知症の人の内的資源、外的資源をアセスメントし、支援の方策について検討しなければならない。

2●カウンセリング・各種非薬物療法

　認知症の人はさまざまな不安や生活上の困難を抱えている。病期の進行に伴い、思考や言語表現に関わる認知機能が低下するため、言葉を介するカウンセリングには限界がある。しかし、MCIや初期の認知症の人に対しては、言葉によるカウンセリングが可能であるし、有効でもある。

　また、芸術療法、コラージュ療法、回想法、音楽療法、現実見当識訓練、バリデーション療法、認知刺激療法、運動療法、園芸療法など、さまざまな非薬物療法も実践されている。心理職が専門としない領域も含まれるものの、積極的に研鑽を積み、多職種協働で認知症の人の非薬物療法に関わっていくことが求められるだろう。

　さらに、家族介護者や対人援助職に対するカウンセリングあるいはコンサルテーションに関するニーズも高い。

3●地域への認知症の啓発(地域支援)

　認知症の人は多くの場合、認知症を抱えながら地域で生活している。しかし高齢者世帯が増加し、老老介護から独居高齢者に陥るなど、必ずしも身近に支援者がいるとは限らない。むしろ社会的に孤立している場合が多い。徘徊による行方不明者が増加していることも社会問題の一つとなっているが、安全に社会生活を続けていくためには、地域での見守りが不可欠であり、認知症に関する地域社会への啓発が求められる。

　国は、認知症に関する正しい知識と理解をもち、地域で認知症の人やその家族を手助けする"認知症サポーター"を養成する取り組みを進めており、2016年12月末時点で、認知症サポーター数は約850万人に達している。金融機関やスーパー、警察など、認知症の人の生活にも関係の深い組織では、職員の研修に認知症サポーター養成講座を取り入れているところもある。

　地域支援において、心理職としての役割が期待される一例としては、自治体や各医療機関などで実施する認知症教室（介護者教室）でのグループファシリテーターや講師としての役割が挙げられる。また、認知症に関して気軽に相談ができる「認知症カフェ」や「認知症相談センター」などで相談面接を行い、適宜、相談者に必要な情報提供を行うことも求められる。

　このように認知症臨床の領域で心理職が果たすべき役割は極めて重要であるが、臨床心理士の養成課程では高齢者臨床に関する教育カリキュラムは十分とは言い難く、現場に出た後、一から学んでいるのが現状である。今後の課題として、大学および大学院心理職養成課程における高齢者臨床に関する教育カリキュラムの充実が求められる。また、臨床現場における心理職間のネットワーク構築も重要であり、継続的な研修体制、あるいは経験豊富な心理職によるスーパービジョンといった指導体制作りが必要である。

おわりに

　認知症の人および家族介護者の支援については、地域社会における各種の社会資源を活用しながら専門職同士が情報を共有し、地域のネットワークを構築していくことが急務である。また認知症の人の自己決定権、意思決定能力、後見人制度については、いまだ社会的制度として十分とは言い難く、発展が待たれる。こ

の方面の先進国イギリスでは意思決定能力法（Mental Capacity Act：MCA, 2005）が制定された（武田, 2015）。この法律によると、能力を欠く者の最大の利益となるように行動する場合には、臨床医または介護者の責任は免除される。換言すれば、本人の最大利益を目的とするならば、本人の意思が明確に示されない場合でも種々の行為が可能となるのである。運用にあたって実際的なベネフィットがもたらされる反面、「当事者にとって最大の利益」を当事者以外の主治医や家族介護者が判断するものであり、必ずしも当事者のそれと一致しているわけではないという根源的な課題は未解決のまま残されている。画期的な本法もどうやら「両刃の剣」の面は否めず、困難な場面が想定される。我が国においても認知症の人の権利や利益を最大限尊重、擁護し、QOLを向上させるために、実際的な智慧を出し合って、相互に批判可能な体制の構築と不断の実践の努力が求められている。

（原祐子・深津亮）

参考文献
朝田隆（2008）「軽度認知機能障害(MCI)の概念」『認知症テキストブック』中外医学社.
朝田隆（2013）「都市部における認知症有病率と認知症の生活機能障害への対応　平成23年度〜平成24年度総合研究報告書」厚生労働科学研究費補助金認知症対策総合研究事業.
石塚直樹（2011）「17.MCIとその関連概念−2.Benign senescent forgetfulness」日本臨床69巻増刊号10認知症学（下）, pp. 479-481.
ウォーデン, J.W.（著）山本力（監訳）（2011）『悲嘆カウンセリング−臨床実践ハンドブック』誠信書房.
警察庁（2016）『平成28年警察白書』.
警察庁（2016）「平成27年中における行方不明者の状況」.
警察庁（2018）「平成27年の特殊詐欺認知・検挙状況等について（広報資料捜査第二課）」.
厚労省（2016）「平成26年度高齢者虐待の防止、高齢者の養護者に対する支援等に関する法律に基づく対応状況等に関する調査結果」.
斎藤正彦（2013）『徴候と対応がイラストでよくわかる　家族の認知症の気づいて支える本』小学館.
坂口幸弘（2010）『悲嘆学入門──死別の悲しみを学ぶ』昭和堂.
佐々木貴浩（2011）「17.MCIとその関連概念──1.AAMI（age-associated memory impairment）とAACD（aging-associated cognitive decline）」『日本臨床』69巻増刊号10認知症学（下）, pp. 474-478.
神経内科編集委員会編集（2010）『神経内科特別増刊号 認知症診療マニュアル』科学評論社.
武田雅俊・西川隆・田中稔久（1998）「Ⅱ.老化と脳　B.生化学」松下正明総（編）『臨床精神医学講座12老年期精神医学』中山書店.
武田雅俊監修（2015）『認知症の緩和ケアー診断時から始まる患者と家族の支援』新興医学出版社.
竹中星郎（2005）『高齢者の喪失体験と再生』青灯社.
竹中星郎（2010）『老いの心と臨床』みすず書房.
内閣府（2016）『平成28年版高齢社会白書』.
日本神経学会監修（2010）『認知症疾患治療ガイドライン2010』医学書院.
水谷俊雄（1998）「Ⅱ.老化と脳　A.病理学からみた脳の老化と疾病」松下正明（総編集）『臨床精神医学講座12老年期精神医学』中山書店.
Boss, P. (1999) *Ambiguous loss: Learning to live with unresolved grief.* Cambridge, MA: Harvard University Press.（ボス, P. 南山浩二（訳）（2005）『「さよなら」のない別れ 別れのない「さよなら」──あいまいな喪失』学文社）.

第Ⅰ部 事例編／第1章 医療

事例1　認知症初期における記憶検査とWAIS-Ⅲの活用例
　　　　　　　　　　　－危険な自動車運転を契機に受診した男性症例－

事例2　神経心理学的検査の事例
　　　－前頭側頭葉変性症疑いの患者への認知機能精査のための検査－

事例3　外来での個別カウンセリング
　　　　　　　　　－精神症状を呈する軽度認知障害の患者への介入－

事例4　外来における介護家族への心理教育プログラム
　　　　　　　　　－介護負担の軽減と問題解決を目的とした介入－

事例5　介護準備家族を対象とした個別カウンセリング
　　　　　　　　　－親との葛藤を抱えた介護準備家族へのサポート－

事例6　認知的リハビリテーションの介入事例
　　　　　　　　　－現実見当識ほか記憶のリハビリテーション－

●医療機関は認知症の治療の最前線である。来院する患者は自覚症状を訴えて自ら受診する場合もあれば、異変に気づいた家族に連れられて受診する場合もある。したがって、患者・家族の治療へのモチベーションは多様である。医療機関では、これまで薬物療法中心の治療が主であったが、認知症の治療（cure）だけでなくケア（care）も重要であるという考えから、なおいっそうの心理社会的なサポートの充実が求められている。医療機関における認知症治療の上で心理職が果たすべき重要な役割としては、正確な診断につなげるための心理アセスメントを実施すること、そして認知症の人本人やその介護家族の心境、苦悩や困難を理解し、現在みられる認知機能の低下に代表される中核症状、そして行動・心理症状にどう対処していくかについて、心理職と患者、家族が協働的な関係のもとで心理社会的な支援を進めていくことがあげられる。

●本章では、医療機関における心理職による関わりを示す6つの事例を紹介する。ほとんどの事例が総合病院での心理職の活動について紹介しているものの、これらの事例で示されている心理職の活動は医療機関の規模にかかわらず実践が可能であると考えられる。

●まず、事例1と2では主に神経心理学的検査を用いた心理アセスメントにおける心理職の活動について紹介する。ここでは認知機能の精査に有用なさまざまな検査を用いて、正確な認知症診断につなげるための情報提供が行われている。事例3では、認知症が疑われる高齢者個人に対する心理カウンセリング事例が紹介されており、高齢者に多くみられる気分の悪化に認知行動療法が有効であることを示している。事例4では、介護家族を対象とした構造化された心理教育プログラムの実施例が紹介されており、家族の介護にまつわる心理的な負担の軽減を試みている。一方、事例5では現在介護には至らないものの、近い将来に介護が必要になると見込まれる介護準備家族の不安の緩和や介護に向けた準備、具体的な問題解決法について検討する個別カウンセリングの実施例が紹介されている。最後に、事例6では主に認知症の中核症状である記憶や見当識の維持、改善を図る認知的リハビリテーションの介入事例が紹介される。このように、認知症治療において、医療機関における心理職の活動は心理アセスメントにとどまらず、幅広く活躍することができることを、本章を読み進めることで理解できるだろう。

（樫村正美）

事例1　認知症初期における記憶検査とWAIS-Ⅲの活用例
－危険な自動車運転を契機に受診した男性症例－

キーワード 検査バッテリー｜Auditory Verbal Learning Test｜
Rey-Osterrieth Complex Figure｜Trail Making Test｜WAIS-Ⅲ

ケースの概要

症例A：68歳、男性

〈生活歴・家族構成〉

　同胞3名中第1子長男として出生した。大学を卒業後、大手商社に就職し、34歳で社内結婚をしてその後2児をもうけた。現在は、妻（59歳）と二人暮らしである。長女（33歳）は結婚してA宅から車で20分程離れた隣の市で夫と子どもの三人で暮らしている。長女はA夫妻と月に3～4回の頻度で会っており、Aは長女の言うことは素直に聞くことが多い。長男（28歳）は独身で遠方にて一人暮らしをしている。

〈現病歴〉

　65歳で長年勤めた会社を退職し、その後は趣味のゴルフをしたり、日曜大工をしたりして過ごしていた。68歳の誕生日を過ぎた頃から、妻から言われたことを忘れることが多くなった。たとえば、Aが日曜大工に必要な資材をホームセンターへ買い物に行く際に、妻がついでに電球も買ってきてほしいと頼んでも忘れて帰ってくることがあった。また、妻が「午後から雨が降るから洗濯物を取り込んでくれない？」と頼むと、Aは「昼食を食べた後にしておくよ」と快く返事をしたものの、昼食後にすっかり忘れてしまい、洗濯物が台無しになってしまうことがあった。さらに、親しくしていた人の名前が出てこなくなり、「ほら、あの人だってば、あの人……」な

どと言うことがしばしばみられるようになった。そして、最近では、Aが運転中に赤信号に気づかず、信号無視をしそうになることがあった。その際は同乗した妻がすかさずAにブレーキを踏むように指摘をして大事には至らなかった。

　妻はこれらの一連の出来事を心配して娘に相談したところ、娘からは近医のもの忘れ専門外来を受診した方がよいとアドバイスを受けた。後日、妻はAにもの忘れ専門外来への受診を勧めたが、Aは「まるで認知症みたいじゃないか。そんなところには絶対に行かん！」と苛立ちながら頑なに拒否をした。そのため、もの忘れ外来の受診は見送ることになったが、Aが車を運転する際は妻が必ず同乗することになった。しかし、その後も赤信号に気づかないことや標識を見落とすことが立て続けにあった。妻は娘と相談して、今度は娘からAへ受診を勧めることになった。娘は、家族皆がAのことを心配していること、専門の医療機関で検査を受けてほしいこと、今後より安心して生活するために必要なことを皆で一緒に考えていきたいことをAに伝えたところ、Aは素直に現状を受け入れ、近医のもの忘れ外来を受診することになった。

見立てと診断

　Aは、妻と娘とともにもの忘れ外来を受診し、これまでの経緯を主治医へ伝えた。その後、身体検査およびMRI、SPECTなどの画像検査を受けた。主治医は臨床心理士とともに、神経心理学的検査施行の必要性と**検査バッテリー**について検討した。そして、認知症の重症度評価、低下した機能と残された機能の判別、今後の支援導

検査バッテリー
患者の状態や治療目的に合わせて、複数の検査を選択し組み合わせることを検査バッテリーという。検査バッテリーにより、患者を多面的にアセスメントすることが可能になる。

**Auditory Verbal
Learning Test（AVLT）**
聴覚性言語学習検査の
ことである。即時記憶範
囲、近似記憶、再認、学
習と学習方略などを測定
するために用いる。

**Rey-Osterrieth
Complex Figure
（ROCF）**
図形の模写と遅延再生
を行う神経心理学的検
査である。知覚体制化と
視覚性記憶を測定する検
査としてレイ（Rey）が開発
したものをオスターリース
（Osterrieth）が模写の
誤りを数量化して標準化
した。

**Trail Making Test
（TMT）**
注意の転換や維持、また
は作動記憶の働きを測定
するための神経心理学的
検査である。文字と数字
を交互にできるだけ迅速
かつ正確に結んでいくこ
とが求められる。

**Wechsler Adult
Intelligence Scale-III
（WAIS-III）**
ウェクスラー（Wechsler）
が個人内差を測定する
個別式知能検査として、
1939年に発刊した成人
用の知能検査の第3版で
ある。WAIS-IIIは14種類
の下位検査、4つの群指
数（言語理解、知覚統合、
作動記憶、処理速度）で
構成されている。

入や日常生活での注意点を検討する際の情報収集を目的
として、神経心理学的検査を施行することにした。まず
比較的短時間で実施可能な検査を用いて全般的な認知機
能および低下が疑われる機能を評価し、後日改めて難易
度の高い検査でさらに深く全般的認知機能を評価してい
く計画を立てた。具体的な検査バッテリーついて、全般
的認知機能の評価としてはNeurobehavioral Cognitive
Status Examination（COGNISTAT）、Mini Mental State
Examination（MMSE）、改訂長谷川式簡易知能評価スケ
ール（HDS-R）が選定された。また、低下が疑われる機
能としては、聴覚情報の近似記憶が挙げられ、**Auditory
Verbal Learning Test**（AVLT）を実施することになった。
さらに、視覚情報の記銘力と遂行機能を評価するために、
Rey-Osterrieth Complex Figure（ROCF）、**Trail Making
Test**（TMT）が検査バッテリーに組み込まれた。そして、
最後に**Wechsler Adult Intelligence Scale-III**（WAIS-III）
によって、認知機能全般の評価を行うことになった。

　各神経心理学的検査の結果は、MMSEが23／30点（日
付と場所の見当識、遅延再生、口頭指示で失敗）、HDS-Rが20
／30点（日付と場所の見当識、逆唱、遅延再生、野菜の名前で
失敗）であった。COGNISTATは「記憶（遅延再生課題）」が
重度障害域、「理解（口頭指示課題）」が中等度障害域であ
った。AVLTの遅延再生得点は、年齢平均を大幅に下回る
結果となったが、再認は平均圏内であった。また、ROCF
やTMTは平均圏内であった。WAIS-IIIについては、群指
数や各下位検査の得点にばらつきが認められた。群指数
については、言語理解が106、作動記憶が95、知覚統合
が82、処理速度が98であった。各下位検査については、
「絵画完成」「積木模様」が全下位検査平均を有意に下回
っていたが、「単語」「理解」は全下位検査平均を有意に

上回っていた。

　以上の結果から、Aは聴覚情報の近似記憶が低下してお
り、干渉刺激によって注意が逸らされるとすぐに忘却す
ると考えられた（MMSE、HDS-R、COGNISTAT、AVLTの「遅
延再生」参照）。しかし、注意が持続していれば再生は容
易に可能であり（AVLT、WAIS-Ⅲ「算数」「数唱」「語音整列」
参照）、一度忘却した情報でも手掛かりがあれば再生可能
であることが示された（AVLT「再認」参照）。また、同時処
理が不得手になっており、一度に多くの情報に曝露され
た際は、それらの情報を統合して処理することが難しく、
情報の取りこぼしが増える可能性があることが示された
（WAIS-Ⅲ「絵画完成」「積木模様」参照）。一方、視覚情報の
記銘力低下や遂行機能低下は否定的と考えられた（ROCF、
TMT参照）。そして、言語理解力や社会常識に対する関心
は高く維持されており（WAIS-Ⅲの群指数「言語理解」参照）、
人とのコミュニケーションに必要な機能は十分に保たれ
ていると考えられた。

　これらの検査結果は、Aの生活での体験と一致する内
容であり、検査前に主治医と臨床心理士が立てた仮説を
支持する結果であった。その後、主治医は各画像検査お
よび神経心理学的検査などの結果から、Aを軽度アルツ
ハイマー型認知症と診断した。

援助の経過

　主治医はAと家族へ身体検査、画像検査、神経心理学
的検査などの結果を丁寧に説明しながら、Aが軽度のア
ルツハイマー型認知症の可能性が高いことを伝えた。そ
して、Aおよび家族と相談して、薬物療法は開始せずに、
まずは規則正しい生活習慣、軽度の運動、町内会などの

社会的交流の場への参加などを促しながら経過をみていくことになった。また、Aは神経心理学的検査の結果を聞いて、自ら車の運転をやめることを決め、長距離移動時は妻が代わりに運転することになった。そして、口頭で言われたことを忘れないように適宜ポケット手帳にメモを残すことや、必要な情報を携帯電話のカメラで写真を撮って残すといった提案がなされた。さらに、本人の希望で週末は娘家族と会って話をする機会を増やすことになった。

　また、主治医は今後の予想される経過をAと家族へ伝えた。具体的には、認知症の中核症状および行動・心理症状（BPSD）が進行するようであれば、薬物療法を開始すること、再度各検査を実施して器質的な変化や認知機能を評価し、必要に応じて介護保険申請や社会資源の導入を進めることが可能であることを伝えた。

考察

　認知症の人の認知機能を評価する際は、各神経心理学的検査の特徴や限界点を慎重に吟味し、本人の主訴や希望に合わせた適切な検査バッテリーを組む必要がある。特に初期段階での適切なアセスメントは、その後の治療方針や支援導入を左右する重要な要因である。本症例では、記憶検査に加えてWAIS-IIIを施行した。WAIS-IIIは、軽度認知症の段階において、低下機能と残存機能を的確に評価し、残存機能の情報を手掛かりに現在の本人らしさを模索したり、自尊心の回復を促したりするために有用とされている（藤田ほか, 2011）。本症例でも、記憶検査に加えて、WAIS-IIIで得られた幅広い認知機能に関する情報を本人へフィードバックすることで、今後も本人らしい生活を送るための計画の立案に役立った。

　また、本症例では、各神経心理学的検査の結果を本人へ丁寧

に伝えることで自動車の運転をやめることにつながった。認知症では多くの場合、病識が乏しく、自身で危険な自動車運転をしていることに気づかない場合がある（三村, 2015）。認知症の運転能力に関する研究をメタ解析した報告によると、注意／集中力、視空間能力、記憶、遂行機能、言語能力は路上運転テストと関連があるとされている（Reger et al., 2004）。本人へ検査結果をフィードバックする際は、こうした先行研究の結果を合わせて伝えることも有意義と考えられる。

（川島義高）

参考文献

藤田和弘・前川久男・大六一志・山中克夫（2011）『日本版WAIS-Ⅲの解釈事例と臨床研究』日本文化科学社.

三村將（2015）「認知症と運転能力」『診断と治療』103 (7) , pp. 943-947.

Reger, M.A., Welsh, R. K., Watson, G.S., Cholerton, B. et al. (2004) The relationship between neuropsychological functioning and driving ability in dementia: a meta-analysis. Neuropsychology 18 (1), pp. 85-93.

事例2　神経心理学的検査の事例
－前頭側頭葉変性症疑いの患者への認知機能精査のための検査－

キーワード　前頭側頭葉変性症｜進行性非流暢性失語｜ADAS-cog｜FAB｜
Raven CPM

ケースの概要

　女性B、66歳発病。遺伝負因なし。年齢の近い夫と二
人暮らし。小学校の教員を60歳まで勤めたあと、非常勤
教員を経て、65歳からは子どもに勉強を教えるボランテ
ィアを行っていた。別居の息子が二人おり、近くに住む
次男は週1回程度B夫婦の家に訪れている。

　66、67歳ごろ、時々ぼーっとしている、不注意が増え
たなどの変化に夫が気づいた。徐々に症状は進み、ボラ
ンティア現場から「作業にフォローを必要とし、仕事を
続けることは難しいだろう」と伝えられ、69歳でボラン
ティア活動を終了した。翌年、夫がBを連れて相談セン
ターを訪れ、病院神経内科を紹介され受診に至った。初
診の担当医より、診断の補助と現状の認知機能の精査の
ために、神経心理学的検査を依頼されたケースである。

見立て

　身体に特徴的な所見はなく、「こんにちは」と笑顔で
挨拶するがその後は自発的に話すことはなかった。夫と
医師が話している様子をぼーっと見ており、Bへ質問を
すると大きい声で「それは～ですよ」と、短く決まった
言い回しで返答をした。病識に乏しく、症状については
夫がすべて話した。「数年前から、好きなことへ興味を示
さなくなり、会話が減り、表情が乏しくなった。ここ1、
2年で人づきあいがかなり減った。だんだん料理が苦手

になり、掃除や洗濯の回数も減ったので、二人で行うようにしている。こちらが言っていることは理解しているが、少しずつ話し方が変になってきた。最近は日にちを間違えるようになった」などが伝えられた。画像検査では、前頭葉と両側側頭葉の萎縮、両側海馬・海馬傍回の軽度萎縮、脳溝と脳室の開大を認め、形態に左右差はなかった。これらから**前頭側頭葉変性症**（以下「FTLD」）の臨床型である、**進行性非流暢性失語**（以下「PNFA」）が疑われ、MMSE、**ADAS-cog**、**FAB**、**Raven CPM** が依頼された。

援助の経過

　Bに声をかけると、大きな声でにこやかに挨拶を返し、一目見ただけでは礼節ある潑剌とした女性という印象を受けた。しかし、不自然なタイミングで満面の笑顔を見せたり、無表情でぼーっとしたりすることがあった。Bと家族に説明をしている最中にもかかわらず、スタスタと一人だけで検査室の方向に歩き出してしまった。声をかけると待つことはできたが、注意がほかへ向かうと行動を抑えられないことがしばしばであった。抵抗や緊張などは見せずに検査室へ入り、静座が可能であった。検査前に自由会話を試みると、問いかけの理解はおおむね良好で「そうですよ」「違いますよ」と意思表示をし、常に短文で答えた。同じ言い回しを繰り返すことが多く、会話の補助として身振り手振りをし、発話に努力を必要とした。自分の現状について問題がないことを訴え、自己洞察力に制限がある様子がうかがえた。

　検査施行中、特徴的な行動がしばしば表れた。検査用具が机の上に置かれると、すぐに手に取り使おうとした。

前頭側頭葉変性症（FTLD）

前頭・側頭葉の病変を有する神経変性症。前頭側頭型認知症（FTD）、意味性認知症（SD）、進行性非流暢性失語（PNFA）の3つの臨床型に分けられ、多様で複雑な臨床像と基礎疾患がある。

進行性非流暢性失語（PNFA）

FTLDの臨床分類の1つ。健忘と非流暢性失語を特徴とし、発話の減少、失文法、復唱の障害、努力性失語など、運動性の失語が目立つ。早期には社会的技能は保たれ、後期には前頭側頭型認知症（FTD）と類似の行動変化が生じる。

ADAS-cog

11の課題からなる認知機能検査。加点法で評価し、範囲は0～70点で点数が高いほど重度となる。

FAB

Frontal Assessment Battery。特別な用具を必要としない、6種の課題からなる前頭葉機能のスクリーニング検査。

Raven CPM

36問からなる簡易知能検査で、図案の欠如部に合うものを6つの選択肢から選ぶ。運動障害や言語障害のある被検者でも回答しやすい。

そのたびに制止をしたが受け入れられず、やや強引に用具を預かると大声で抗議し怒りをあらわにした。課題を進めるとすぐに怒りを鎮め、問題に集中した。オウム返しや、質問からかけ離れた内容を答えることがときどき起き、文の復唱や語想起課題では、復唱途中からまったく異なる内容へつながり、発言が止まらなくなることがあった。検査室の外の音を気にし、唐突に席を立つことが2度ほどあったが、声をかけると座り直して課題に取りかかることができ、1回ですべての検査を終えることが可能であった。検査終了を告げると挨拶なく席を立ち、一般的な礼節を欠いていると思われた。

　検査後、家族へいくつか質問をしたところ、「基本的には昔と変わらず穏やかな性格だが、最近は稀に、子どもっぽく声を荒らげることがある。着替えなどは一人でできるが、指示をしないと着替えたり風呂に入ったりしなくなった」と伝えられた。

考察

　MMSE 20／30点、ADAS-cog 22.3／70点、FAB 4／18点、Raven CPM 12／36点となった。どの検査もカットオフ値を下回り、ADAS-cog も高い点数になった。MMSE と ADAS-cogでは、見当識、遅延再生、負荷の強い即時再生と再認に制限があることがうかがえ、復唱・作文を失敗し、復唱の際には、流暢性の障害のほかに錯誤が見られた。FAB の結果からは、前頭葉機能に著しい制限が生じていることがうかがえ、干渉刺激への敏感さがあり、抑制コントロールを困難とした。Raven CPM は、最初の5問ほどは続けて正答したが、その後の問題は深く考える様子なく答え、当てずっぽうな回答にも見えた。年齢平均の知的能力を発揮することが困難で、推理や判断力に制限があるといえた。物品呼称は正答し、視覚構

成能力、口頭指示による習慣的な運動については機能が保たれていることがうかがえた。

　記憶に関する課題の失敗があり、抑制コントロールを困難とし、特徴的な発話があることから、FTLDの臨床型の一つであるPNFAに該当すると推測された。発話の特徴については、発話減少錯誤、復唱の障害、努力を要する発話などから、非流暢性失語に該当すると考えられた。

　Bのケースは、検査結果はもちろんのこと、検査中の態度や行動、反応などが重要となったといえる。PNFAは、早期では人との円滑なコミュニケーションに欠かせない礼節や社会的技能、病識、年齢相応の知的能力、注意や抑制のコントロールなどの前頭葉機能が比較的保たれているとされている。しかしBの場合、検査中の言動やFABの結果から、それらの機能に制限が生じていることが考えられた。加えて、家族から伝えられた、無表情、自発性の低下、衛生管理の欠如、そして、検査中の注意の被転動性、用具の使用をめぐり激昂したことから、性格変化も起き始めている可能性があり、FTLDの臨床型である前頭側頭型認知症（以下「FTD」）の診断的特徴を有しているといえた。PNFAとFTDのオーバーラップというよりも、症状出現の順序からすると、おそらくPNFAが進みFTDに特徴的な症状が表れてきているのではないかと考えられた。今後は行動障害が症状の中心となる可能性も否定できない。

　Bのケースでは援助や相談の業務は担当しなかったため、検査結果のフィードバックは主治医が、その後の相談についてはPSWが行った。家族はBの症状に理解を示し、幸い関係が良好で、Bの見守りが適度に行えること、今は社会的に問題となるような行動が表れていないことから、しばらくはデイサービスを利用しながら家で暮らし、定期的に通院することとなった。

（川村綾子）

参考文献

織田辰郎（2008）『前頭側頭葉変性症（FTLD）の診断と治療——前頭側頭型認知症・意味性認知症・進行性非流暢性失語』弘文堂.

中野光子（2002）『高次脳機能診断法』山王出版.

事例3　**外来での個別カウンセリング**
－精神症状を呈する軽度認知障害の患者への介入－

キーワード　軽度認知障害｜認知行動療法｜行動・心理症状｜行動活性化｜認知再構成

ケースの概要

　患者Cは70代女性。来院時は娘が必ず付き添っている。夫は健在で二人暮らし、娘夫婦は比較的近隣に在住している。他に息子夫婦もいるが他県在住で遠方にいるためほとんど会う機会はない。Cは数年前よりもの忘れが増え、これに伴い自分の今後について不安が強まり、自信喪失、やる気や活動力の減退がみられていた。その後、病院神経内科を受診し、主治医から**軽度認知障害**（以下「MCI」）であると伝えられた。これにより、Cの認知症への移行に対する不安も強まり、これまで続けてきた自分の趣味や習い事に通わなくなったり、娘に対する過度な確認行動、繰り返される質問・会話が増えたり、加えて不定愁訴（身体の不快感）や、気分の落ち込みが出現。主治医から院内の臨床心理士に症例の紹介がなされ、C本人およびその家族の同意のもと、個別面接を行うこととなった。

　初回面接の際、Cからは「このまま自分は認知症になってしまうのではないか」という強い不安が訴えられ、もの忘れに加え、以前と比べると注意や集中力の低下、落ち着きのなさが出てきていることが家族から報告された。臨床心理士は、気分の落ち込みや不安の改善を目的とした心理カウンセリング（認知行動療法）を提案し、主治医およびC、その家族から同意を得た。Cの認知機能の低下を考慮し、必ず家族が同席することをお願いした。

軽度認知障害
Mild Cognitive Impairment（MCI）。認知症の診断基準を満たさない、正常加齢と認知症の境界領域（診断名ではなく、状態を表す用語）。MCI患者の約半数は5年以内にアルツハイマー病に移行するとされる。
（→66ページも参照）

認知行動療法
人間の行動や感情は認知に強く影響を受け、人が抱える問題や症状の中心には出来事や状況に対する誤った解釈、歪められた認知があると仮定し、認知と行動に介入を行うことで患者の感情状態を改善させ、患者により適応的な生活習慣を身につけてもらう。
（→103ページも参照）

見立て

患者による主訴だけでなく、主治医による各種画像診断やこれまで実施された神経心理学的検査の結果から、認知機能低下は明らかであり、また器質的な要因によるものであることもわかっていた。患者にみられる強い不安と抑うつ感は、認知症の**行動・心理症状**とも理解できるが、自分がMCIであることを知り、今後自分がどうなってしまうのかという、現実的な健康不安からくるものでもあること、またこれによってやる気や活動性が減退してしまった結果、何もしないで生活する時間が増えてしまい、考え込む時間が増えていること、対人交流も以前よりも激減したことから、気分の悪化を招いている様子がうかがわれた。

娘は比較的Cに対して協力的だが、同居する夫とCの交流は皆無に等しく、長年の夫婦関係の不和、葛藤があることから、夫の協力を求めることは難しい状況であった。幸い、C自身の治療へのモチベーションが高く、認知機能面では短期記憶が目立って低下しているものの、その他の機能に関しては比較的保たれていた。疎通性も良好であり、治療へのアドヒアランスの維持も期待できたため、問題焦点型の構造化面接である認知行動療法が有効であると考えた。実際、C自身も「ただ話をするだけでは何も変わらない」と口にしていた。事前にCと娘と臨床心理士の三人で来院可能なペースや実施期間について話し合い、週1回、2か月間（全8回）のカウンセリングの契約を結んだ。

援助の経過

初回のセッションでは、不安、抑うつがどのような仕

行動・心理症状
Behavioral Psychological Symptoms of Dementia（BPSD）。周辺症状とも言われる。幻覚妄想、抑うつ、不安といった精神症状と多動や多弁、徘徊や暴言・暴力などの行動症状が含まれる。（→70ページも参照）

組みで発生、維持、増悪してしまうかについて、認知行動モデルを用いた心理教育に時間を当てた。抽象的な概念の説明にあたっては、事前に資料を準備してわかりやすく、噛み砕いた内容に工夫した。モデルを全体として理解するにはやや困難を示したものの、「行動と気持ちのつながり」や「考えと気持ちのつながり」のように部分ごとの相互作用について言及すると、十分な理解が得られた。初回では、Cの気分のモニタリングを目的としたホームワーク（気分の良かった日を○、悪かった日を×として、その理由も簡単に書いてもらう）を出した。2、3回目では、行動と感情のつながりに注目し、日常生活における活動性を高めるため、**行動活性化**のセッションを行った。まず、Cの好きな活動や趣味などを尋ね、家族の協力を得ながらCが楽しめそうな活動を自由に挙げてもらい、次回のセッションまでにできれば毎日、短時間で簡単に実施できそうな活動を優先的に選び、その活動に取り組んだら気分が変わったかどうかについて試すホームワークを出した。最初、Cはかなり不安げな様子で「できるかな」とつぶやいていたものの、これがきっかけとなり、自宅での編み物や友人との交流を少しずつ再開し、少しずつ自信を取り戻し始めた。

　4、5回目のセッションでは身体に注目し、リラクセーションを取り入れた。腹式呼吸や筋弛緩法など簡単なワークをセッション中に練習し、毎日練習するというホームワークを出した。Cには不定愁訴もみられたため、症状を気にすると余計に症状が大きくなる悪循環について認知行動モデルを用いて説明を行い、症状からの気逸らしの方法を一緒に検討しながら、注意の転換のやり方についても話に混じてセッションを進行した。Cはこのワークを大変気に入り、毎日熱心に練習に取り組んだ結

行動活性化
行動に焦点を当て、普段の自分の行動パターンに気づき、変えていくための技法の総称。ある行動を起こすことで気分の改善が図れるかどうかを、週間・月間の活動スケジュールなどを組んで実施する。

認知再構成
認知に焦点を当て、瞬間的、自動的に浮かんでくる自動思考が人間の感情や行動に影響を与えることを学び、その思考がどの程度現実的であるか、それともそうではないのかについて治療者と検証していく技法の総称。

果、身体の不快感が弱まってきたことが報告された。6、7回目では、認知と感情のつながりに注目し、**認知再構成**のセッションを導入した。普段、Cが考えがちなネガティブな考え（自分は何もできない、何をやってもうまくいかない、この先認知症になってしまうのではないか、など）を挙げてもらい、それらの考えに対して反証を試みた。これまでのセッションを通して自信を取り戻しつつあったCは、「自分はだめだ」という考えに反証できるほどになっていたが、「認知症になる」という考えはCにとってかなり悩ましいものであり、なかなか反証することが難しかった。しかし、7回目のセッションで「負けてられない、気にしていたらだめだ」や「なるかどうかはまだわかりませんものね」と考えを切り替えようとする姿勢がみられ始めた。また、Cがこれまでの人生でよく自分に対して言い聞かせていたような「お気に入りの言葉」を探し出し、自分を励ますような言葉や著名人の格言や名言などを見つけ、不安や落ち込みが出てきたときにその言葉で自分をなだめるようにし、いつでも見られるように普段携帯するポーチの中に忍ばせておくように指示した。最終回はまとめのセッションを行い、これまでの学びを一緒に振り返り、できていること、できていないところを確認しながら、今後も学んだことを継続していくための計画を立て、セッションを閉じた。

　全セッション終了後、1か月後、3か月後にCに会い、近況を確認したところ、不安や落ち込みは以前と比べるとずいぶん改善したこと、以前まで楽しめていた趣味や活動に積極的に取り組めていること、そして身体の不快感はほとんど気にならなくなっており、ほぼ消失したことなどがCや家族から報告された。

考察

　認知や感情、行動など抽象的な概念を用いる認知行動療法を、認知症など認知機能の低下や理解力の低下が疑われる患者へ適用することについては否定的な意見が多いと思われる。実際、認知機能が低下し、患者本人の病識が欠けた状態では、そもそも治療に乗ってこないケースが多いのも事実である。しかし、本事例のようにMCIであったり、認知症でも軽度であれば、工夫を凝らせば認知行動療法の話題は十分に通じるものであると考えられる。モデルの循環に関して全体的な理解に及ばなくとも、「行動を変えると気分が変わる」「考え方を変えると気分が変わる」という部分的な理解は十分可能であり、患者の日々の生活の中にこのアイデアを取り入れてもらうことができることを、本事例は示している。ただし、本事例に関しては患者の機能が比較的保たれており、治療に対する高いモチベーションを有していたことも、治療効果の鍵を握っていたともいえる。冒頭のCの意見で「ただ話をするだけでは……」とあったように、具体的な問題解決を図る枠組みを提供する心理学的介入をMCIや認知症の人に行う意義は十分にある。

　セッション中は基本的に患者自身に話をしてもらい、家族はそれを聞いていたり、時に意見、助言をしたりする程度の関わりにとどまった。しかし、家族も同じ話を隣で聞いていることで、次回来院予約の日程や、自宅で患者がホームワークをする上でのリマインダー役になれるだけでなく、患者がいつものように不安になってしまった時には「こういう時、どうするといいんだったかな？」と問いかけるなど、家族に自宅でのコーチ役も担ってもらえる可能性にも気づくことができた。家族の協力に関しては、家族の意向やモチベーションにかなり左右されるものの、家族の関わり方が介入効果を高める可能性は高いだろう。

（樫村正美）

参考文献

アディス, M.E.、マーテル, C.R.（著）大野裕・岡本泰昌（監訳）うつの行動活性化
　　療法研究会（訳）（2012）『うつを克服するための行動活性化練習帳――認知
　　行動療法の新しい技法』創元社.

鈴木隆雄（監）島田裕之（編）（2015）『基礎からわかる軽度認知障害（MCI）――効
　　果的な認知症予防を目指して』医学書院.

ホフマン, S.（著）伊藤正哉・堀越勝（訳）（2012）『現代の認知行動療法　CBTモ
　　デルの臨床実践』診断と治療社.

Spector, A., Charlesworth, G., King, M. et al. (2015) Cognitive–behavioural
　　therapy for anxiety in dementia: pilot randomised controlled trial.
　　British Journal of Psychiatry. 206, pp. 509-516.

事例4　外来における介護家族への心理教育プログラム
－介護負担の軽減と問題解決を目的とした介入－

キーワード 心理教育｜START｜アサーティブ｜地域包括支援センター｜ノーマライズ

ケースの概要

　50代女性D、独身。母親が認知症で神経内科を受診中。Dは母親の受診時に必ず付き添って来院していたが、主治医がいつもと様子の異なるDに話を聞くと、ここ最近、母親のもの忘れや友人との約束のすっぽかし、近所にあることないことを言いふらしてしまう行動に困らされているという痛切な訴えが聞かれた。外来では家族の話を聴くために十分な時間を確保できないこともあり、院内の臨床心理士に紹介があった。

　父親、母親、本人、弟の4人家族。弟は結婚して遠方に住んでいる。2年前に父親が病気で他界。その時期と重なるように母親に認知症とみられる症状が出現した。母親から目が離せなくなり、1年ほど前に勤めていた仕事を辞めて、介護に専念することを決意した。介護中心の生活となったため、これまでの交友関係はほとんどなくなり、自分の時間はほとんど取れない生活が続いていた。Dとしても、認知症だと頭ではわかっていても何度も同じことを聞かれたり、何度も同じ間違いをされたりすることに苛立ちを抑えきれず、母親に辛くあたってしまう自分が嫌になること、またこのまま介護だけでD自身の人生を終えてしまうことへの不安も強かった。こうした話をする相手も周囲にはおらず、相談できる場がほしいということで、認知症の介護家族のための**心理教育プロ**グラムを紹介したところ興味を示したため、主治医とD本人の同意を得た上で、隔週で実施することとなった。

心理教育
科学的根拠に裏づけされた正しい知識と情報を提供することが治療には不可欠であるという前提で行われる、心理的・教育的配慮を含むプログラムの総称。さまざまな問題に適用することが可能であり、個別形式でも集団形式でも実施できる。

見立て

　初回面接時には母親の介護の大変さだけでなく、昔から母親に対して抱えてきた葛藤が明らかとなり、「母親が嫌いだった」「どうして自分だけがこんな目にあわなければいけないのか」など強い怒りもみられた。Dは大好きだった父親を亡くしたことに精神的なショックを受けていた。母親も口にはしないが長年連れ添った夫を亡くした時期と症状出現の時期が重複していることもあり、一連の行動症状に夫の死が関与しているとも考えられた。

　心理面接を強く希望したのがDであること、相談相手の不在、介護中心の生活、自分のための時間の減少など、Dの精神面を悪化させる状況が重なっていることは明らかであることから、D中心の介入が必要であると判断した。Dはこれまで大きな問題を示すことなく生活を送ることができていた人物であり、元来神経質で心配性な面はあるものの、ストレス対処能力を高めることができれば、現状に効果的に働きかけることができる強さをもつ人であると、初回面接時の印象から考えられた。介護中心という、心理的な視野が狭まってしまう環境の調整や、Dの行動範囲、行動習慣に変化がもたらされれば状況の改善が期待できると考えた。そこで本事例では、介護家族用に開発されたSTARTと呼ばれる、全8回（各回90分程度）のプログラムを導入することとした。このプログラムは認知症や介護ストレスに関する心理教育、リラクセーション、行動分析、認知再構成、コミュニケーション、介護サービスに関する情報提供、行動活性化で構成される。毎回のセッションで簡単なホームワークが課されるのに加えてリラクセーションのワークも毎回紹介される。

START
STrAtegies for Rela-Tivesの略称。イギリスで開発されたプログラムであり、主に介護家族のコーピングスキルを高め、介護ストレス状況において効果的に対処できるようになることを目指す。イギリスではアウトリーチで単家族用のプログラムとして用いられている。

援助の経過

　初回のセッションでは、認知症に関する情報提供と、介護家族が抱えやすいストレスについて紹介し、普段の生活でいかにDが介護で苦しんでいるかについて話し合い、普段母親のどのような言動にどんな感情が喚起されやすいかについて記録するホームワークを出した。2回目では、母親の示す困った行動にも何かしらの理由があることを前提に、「引き金－行動－結果」というつながりを理解し、何によって母親の行動が引き起こされ、その結果Dがどんな気持ち、行動をさせられているかについて話し合った（ホームワークはこの記録をつけてくることであった）。3回目では、母親の行動に対するDの反応が、状況を維持、悪化させているかもしれないという可能性を検討し、Dが母親に対していつもと異なる反応を示したら母親はどうなりそうかについて検討した。母親からの頻回の電話に困らされていたが、これはおおよそ午後2時頃に起きやすく、大抵母親が暇を持て余す時に多いことがわかり、事前に「忙しいから電話に出られない」ことを母親に伝えたり、書き置きを残すことにした。また母親の電話には必ず出なければいけないという思いが強かったが、「電話に出られない時があっても仕方ない」と肩の力を抜くことを覚えていき、結果的に母親からの電話の頻度が減り、悩まされることが少なくなった。

　4回目では、普段物事を悪いように考えやすい自分に気づき、「悪いことが起きるとは限らない」といった反証や、「今考えても何も解決しない」といった割り切った思考の取り方を面接中に練習し、物事を悪く考える癖を意識的に変えてみることをホームワークとした。5回目では、「受身的、攻撃的、**アサーティブ**」の3種類のコミュニケーションパターンを紹介し、他者には受身的にな

アサーティブ
自分も相手も尊重する自己主張、自己表現の方法。我慢しすぎたり相手に一方的に主張するのではなく、相手の言い分や気持ち、自分の言い分や気持ちの双方を加味した上で、どう関わると良いかについて検討する。

りやすいが、母親には特に攻撃的になりやすい自分に気づき、アサーティブなコミュニケーションの取り方を面接中に練習した。母親の言動の意図を意識して思いやる関わりをしてみることをホームワークとした。認知症である母親にアサーティブになることは困難だが、「きっとこういうことを言いたいんだろうな」と想像するだけで、少しイライラが収まったり、「まあ仕方ないか」と許せるような気持ちの変化があったことが報告された。6回目では、今後利用可能な介護に関する社会資源（在宅ケア、デイケア、ショートステイ、成年後見制度など）の情報提供を行い、**地域包括支援センター**の活用を紹介し、介護について一人で抱え込まないことの重要性について話し合った。離れて暮らす弟とも本当は今後の介護について相談したいが、弟は他人事で真剣に話に応じてくれない不満があること、また母親の担当ケアマネジャーとも介護のことについて十分に相談できていないことが語られた。ホームワークとして、アサーティブな姿勢を意識しながら改めて弟に介護の話をしてみること、担当ケアマネジャーに今後の心配事について話す時間を設けることを提案した。結果として、弟はやはりあまり真剣な様子ではなかったものの、このホームワークが弟とは話ができないと諦めていた自分への後押しになったことや、ケアマネジャーと話せたことで今後の心配を相談でき、いつでも相談してほしいと言ってもらえたことを心強く感じ、孤立感が少し緩和されたと話していた。7回目では、介護中心の生活に、自分が楽しめる活動を入れる時間を意識的に設け、気分の改善を図ることについて話し合った。退職前は友人と食事に行ったり、外出したりすることで気分転換を図っていたが、今はそれらすべてがなくなってしまったことをD自身も今まですっかり忘れていた。介

地域包括支援センター
各自治体が設置主体となり、保健師や社会福祉士、主任介護支援専門員等を配置し、3職種のチームアプローチによって地域住民の健康保持と生活の安定のために必要な援助を行う施設。主な業務は介護予防支援、および包括的支援であり、制度横断的な連携ネットワークを構築して実施する。（→80ページも参照）

護のためには自分を大事にすることも重要であることを説明した上で、家族のためだけでなく、自分のための人生を送ることを改めて意識してもらうことで、自分のやりたい活動の時間を計画することを励まし、ホームワークとした。Dは「こんなに自分の時間が大事なものとは思わなかった。5分でも毎日意識的にとるようにしたい」と語っていた。最終回はまとめのセッションで、これまで取り組んだ内容を振り返り、できていること・できていないことを確認し合い、今後起こりうるストレスイベントについて話し合い、どうすればうまく乗り越えられそうかを一緒に考える時間を設け、全セッションを終了した。

　介入終了後、Dからは「今までいかに自分が介護という狭い世界の中でもがいていたかがよくわかった。自分を大事にしてはじめてゆとりある家族との付き合いができるんだということが理解できた」ということ、「今後については心配が消えないが、今の自分なら以前の自分に戻ることなく、介護を笑いに変えたりしてやっていけそうな気がする」という話も聞くことができた。本介入の前後で抑うつや不安、主観的な介護負担感に関する評価尺度をDに回答してもらったところ、介入後に明らかな改善がみられた。介入前はそれぞれの得点が非常に高かったが、介入後にはすべて問題のない数値になっており、介護に対して自分なりの取り組み方を見つけることができたDの成長の姿を見ることができた。半年後にDに会った際、変わらずに自分を大事にする生活を続けており、母親ともうまく付き合うことができていることを聞くことができた。

考察

　介護中心の生活の落とし穴として、介護者が社会生活から切り離されて孤立しやすいことが挙げられる。人との交流は要介護者との関わりにほとんど限定され、主な外出先は病院と自宅に限られ、生活範囲も病院と自宅の往復と非常に狭まり、次第に心理的な視野狭窄に陥りやすく介護ストレスを強めてしまうことが予想される。本事例の場合、当初のDに自分がすべて面倒を見ないといけないという思いが強く、退職や交友関係の断ち切りがあったため、社会とのつながりがほとんど切れてしまった。とはいえDは、元来ストレスへの対処能力を十分に持ち合わせていたため、コーピングスキルを高めるSTARTプログラムの実施によって、比較的早い段階で今の状況に適切に立ち回れるようになったと考えられる。

　本事例で実施したSTARTプログラムで取り上げている介入内容は決して特別なものではなく、介護家族特有の苦悩の**ノーマライズ**、関係の悪循環との関わり方のコツ、自分の普段の考え方や行動を変えると気分も変わることなど、生活の知恵ともいえるような内容がほとんどである。そのため、どのような家族であっても非常に理解がしやすいことや、その内容に取り組みやすいということは大きな強みであり、今後も介護家族の介護負担の軽減や問題解決に役立つ技法として用いていくことができるものであろう。

（樫村正美）

ノーマライズ
人が抱える問題や困難を、人生における誰でも経験するような普通の困難であるとして示すこと。自分だけが悩んでいる、異常であるといった思い込み、孤立感を緩和し、安心感をもたらす。
（→96ページも参照）

参考文献

上原徹（2007）『スキルアップ心理教育』星和書店.

国立研究開発法人国立長寿研究センター（2015）『認知症はじめの一歩──ご本人、ご家族のための教室テキスト』http://www.ncgg.go.jp/monowasure/news/documents/0511-5.pdf

ホフマン, S.（著）伊藤正哉・堀越勝（訳）（2012）『現代の認知行動療法──CBTモデルの臨床実践』診断と治療社.

Livingston, G., Barber J., Rapaport P. et al.（2013）Clinical effectiveness of a manual based coping strategy programme (START, STrAtegies for RelaTives) in promoting the mental health of carers of family members with dementia: pragmatic randomised controlled trial. BMJ. 347, f6276.

事例5　介護準備家族を対象とした個別カウンセリング
−親との葛藤を抱えた介護準備家族へのサポート−

キーワード　介護準備家族｜行動分析｜タイムアウト｜限界設定

ケースの概要

　40代女性E。ここ半年ほどで母親のもの忘れが増え、会話の繰り返しや確認行動が増えてきたため、心配したEが母親を連れて病院の神経内科を受診。母親の受診日にはEが必ず付き添っている。各種検査結果を基にした主治医の臨床診断は軽度認知障害（以下「MCI」）であり、経過をみるために数か月ほどの間隔をあけて来院していた。ある日の来院時、Eから主治医に家族関係で悩みがあることが話された。本人が心理カウンセリングを希望したため、主治医から院内の臨床心理士に紹介があり、初回面接が実施された。

　父親、母親、本人E、妹の4人家族。Eは結婚して両親宅の近くに住んでいる。母親の心配もあり、Eはほぼ毎日のように両親宅に手伝いに出かけていた。妹は結婚して遠方に住んでいるため介護を手伝うことはほぼ不可能だった。Eの幼少期より両親間の関係が悪く、夫婦喧嘩が絶えなかった。強い口調で怒鳴る父親に昔から嫌悪感を感じており、実際に父親のEへの当たりは厳しかった。一方、妹は父親に可愛がられ、Eは「どうして自分ばかりがこんな目にあうのか」と思い続けてきた。父親を許せない気持ちは大人になっても続いており、顔をあわせるたびに喧嘩腰になってしまう。Eも元来短気で口調がきつくなりがちで、イライラしている自分を見て「まるで父親のようだ」と自己嫌悪に陥ることも多々あった。母親はMCIではあったが、日常生活は十分に自立可能であ

介護準備家族
まだ介護を必要としないものの、これから先介護が必要になると見込まれる家族。問題を抱えているのは介護家族だけではなく、介護準備家族も今後の介護に向けて大きな不安を抱えており、以前からの家族関係における葛藤を抱える者も少なくない。

り、介護が必要な段階ではなかった。Eの訴えは、今後
父親も老いて認知症になってしまった場合、今のままで
は自分が父親を介護できるとは思えないということ、父
親に対してもう少し感情的にならずに接するにはどうし
たらいいかということであった。父親に対する昔からの
恨み感情から、高齢者虐待や介護殺人などのニュースを
見て「いつか自分もああなってしまうのではないか」と
不安に思うことも多くなっていた。本人の強い希望によ
り、週1回のペースで心理カウンセリングを実施するこ
とになった。当時の主訴は「父親のことでイライラしす
ぎないようになりたい」「今後の介護に向け、父親に対す
る恨みの感情を少しでも軽減させたい」ということであ
った。

見立て

　Eは以前から父親との折り合いが悪く、父親への恨み
感情が薄れることなく現在まで至っており、父親への強
い怒り感情を有している。それと同時に、父親から可愛
がられ、自分と比べて大した苦労もせずに育ち、今では
遠方で両親に関わることなく生活している妹への妬み感
情なども、過去の反すうによって喚起される状態が続い
ていた。これには、Eを守ってくれなかった母親への恨
み感情も関与しているのだが、母親がMCIであると告げ
られ、そんな母親を恨んでももう仕方がないということ
で、母親への気持ちは引っ込めることができていた。母
親のたび重なるもの忘れや聞き返しが増え、介護への意
識が芽生えた。それによって、将来的に父親の介護をす
る自分について強く意識せざるをえない状況となり、E
の幼少期からの体験、父親との葛藤、それにまつわる感

情が再燃し始めている印象を受けた。妹は遠方にいるため、親の介護は自分がしなければいけないという思いも強く、これからのことを考えれば、可能な限り父親とは衝突を少なくした楽な関わり合いをしたいという気持ちもEにはあった。今日に至るまでの自分と家族を振り返る場を設け、過去からこれまで起こった出来事の意味を改めて考え直し、Eの凝り固まってしまった視点以外の異なる視点から自分自身や自分の家族を見つめ、新たな理解を促すことはEの助けとなると考えた。また「許し」に関するテーマとして、Eが自分の心の中に父親をどのように再配置するかについて、まずは時間をかけて丁寧に関わることが必要であると判断した。

　現にEにはイライラや落ち込みなど、気分の悪化がみられている。これは現実の生活上の問題から起こっていることでもあるが、過去の回想によって喚起されるものでもある。上記の振り返りの作業に加えて、当面、E自身が感情調整の仕方を身につけていく必要もあると考えられた。したがって、リラクセーション法や関わり方の悪循環などの情報提供を行いながら、父親との関わりの中で必要以上に苛立たないで済むような生活を送るための工夫についても話し合っていくということで、本人の同意が得られた。

援助の経過

　面接の初期では、主に父親に対する「許せない思い」が中心に語られ、過去の生い立ちについて話をするたびに涙を堪えられない様子であった。一連の面接の前半では、過去の体験を振り返りながら、リラクセーションを中心に腹式呼吸や筋弛緩などの方法を生活に取り入れ、イラ

イラによる身体反応の活性化を弱める工夫を生活に取り入れてもらった。イライラ時の対処方法を少しずつ身につけてもらった上で、日頃の父親との関わり方について話し合い、父親とのケンカやEの苛立ちがどのような相互作用によって生じているかについて話し合った。Eを苛立たせる悪循環について、**行動分析**の考え方を利用して検討したところ、ほとんどの場合において、父親の何かしらの言動がEの怒りの引き金になっていること、それに対してすぐにカッとなり怒りで反応してしまうこと、その結果怒鳴り合いが起きてしまうことがわかった。まずは、Eの怒りを肯定しながらも、怒りで反応することによってEが余計に辛い思いをしていることを心理士からEにフィードバックした。面接を重ねるにつれ、Eは父親の言動に必ず過剰に反応してしまう自分の姿に気づき、それは自分の父親を許せない気持ちからくるものであり、「父を懲らしめたい気持ち」があるためだと理解を深めていった。また、父親に対して冷静でいようとしているにもかかわらずEが感情的になってしまう理由として、父親がEの顔を見るたびに舌打ちをしたり、Eから見れば嫌味に思える発言をしたりする行動が挙げられ、父親という怒りの引き金の調整が必要だと考えられた。心理士がEと父親の相互作用を釣りにたとえ、毎回父親が釣り糸を垂らしてEを釣り上げようとしているようだ、と心理士からEに伝えてみるとEも納得し、次第にまともに父親の相手をしている自分がバカバカしいと思えてきた。心理士から、Eの父親に対する許せないという気持ちを一時的に保留し、この「父親の罠」に引っかからないためにはどうしたらいいかについて検討してみることを提案し、まずはEが自分自身の怒りに気づき、自分が怒っていることをモニターできるように支援した。どんなに父

行動分析
「引き金－行動－結果」という三項随伴性の考え方から、ある人の行動がその後の他者の反応を引き出すことを想定し、その相互作用によって問題が維持、強化されてしまうと考える。この悪循環を断ち切るために、具体的な行動面での解決を検討する方法。機能分析ともいう。

親に腹が立ったとしても、**タイムアウト**を利用して、自分がその場から離れたり、何も言わずに流すことを試してみることで、実際にケンカになりにくいことや、ケンカになっても長く続かないことを自分の体験を通して学ぶことができるようになってきた。また、「もうこれ以上は我慢できないと思ったら親に構わず自宅に帰る」という**限界設定**を設け、親に左右されない自分のあり方を模索していく様子もみられ始めた。帰宅後、Ｅの夫がＥの不満を丁寧に聞いてくれたことも、Ｅの気持ちの安定を支えた大きな要素の一つであった。

　父親との関わりの中で生じる自分の感情に少しずつ対処できるようになるにつれ、父親がどんな態度を示そうが自分で何とかできるかもしれないという、自己効力感を高めていくことができた。しかし、ケンカのエスカレーションは起こらなくなった一方で、「父への恨みがなかなか消えない」という訴えがみられるようになった。これについて、一連の面接の後半ではＥと時間をかけて話し合い、恨みが消えてなくなるような方法があるかもしれないといった魔術的な期待をＥがもっていたことや、介護をするには「恨みをゼロにしなければいけない」という強い信念をもち続けていたことに気づき始めた。再度、過去を振り返り、父親を恨む気持ちは出てきて当然であることや、恨みがゼロになることはないかもしれないという現実の受け入れに心の動きがシフトしていく様子が観察できた。父親も年老いて思考も徐々に固くなり、また昔から自分の言い分を曲げる人でなかった父親が今さら急に変わるはずもないことを受け入れ、過去のＥに対する仕打ちを認め、Ｅに対して謝罪してくれるようになるといった、「父親が変わるかもしれない」という期待に別れを告げるプロセスに入り始めた。これに加えて、院

タイムアウト
不快な状況になった際、その場に留まり続けずに別の場所に移動し、気持ちの切り替えを図る方法。移動した先で簡単なリラクセーションなどを行い、落ち着いてから持ち場に戻るよう工夫をすることで、冷静に問題に対処できるようになることを狙う。

限界設定
制限設定ともいう。一般的には心理療法やカウンセリングの場面で用いられるもので、結果についての約束を伴う制限の設定。できること・できないことをあらかじめ明示することで、治療者・患者双方を守る役割を果たす。

内のソーシャルワーカーに協力を求め、介護に関する社会資源についての情報提供をしてもらうセッションの場を設け、最悪の場合、サービスを活用して父親を施設に預けるという選択肢もあるのだと知ると、Eはかなり安堵した様子もみせていた。Eは自分の恨みが完全に消えないことにかなり落胆した様子ではあったものの、変わらない父親と以前よりも上手に付き合えるようになったと、自分の成長を認め、実際にここ数か月は大きなケンカに発展させることもなく父親と関われるようになっていることが語られた。また、「父の小言も嫌味もよく聞いてみると、私のことを心配して言ってくれているのかもしれない」と思えるようになるくらいにEは冷静に状況を捉えられるようになっていた。そして何より、今後の自分の人生を夫とどのように過ごしていきたいか、また少しずつこれまでの友人関係を再開させたり、自分の趣味を行う時間を設けることに注意をシフトさせるようになっていった。「いつかまた元に戻ってしまうかもしれない」という一抹の不安を抱えながらも、どうにか自分一人でもやっていけそうな気がするということで、カウンセリングを終結することとなった。

考察

本事例では、面接の前半でEの思いを丁寧に聞きながらも、「恨みを晴らす」「恨みを解決する」といった枠組みにはあえて乗らず、ひとまずEの感情調整能力を高めることを中心に話し合いを進めた。父親との関わりの中でケンカにならない成功体験を積み重ねることにより、自己効力感を高めることができた。面接後半で恨みが消えないという話題が再燃するものの、これまでEの反すうの引き金になっていた父親とのケンカがほとんどなくなっていたこともあり、「恨みは消えな

い」ことや「この記憶は今後も抱えていかねばならない」と
いう、受容のプロセスに比較的スムーズに入っていくことが
できたのではないかと考えられる。本事例のように、クライ
エントが原家族との関わりで葛藤を抱えるケースは少なくな
い。介護家族の相談においては、介護そのものが問題で苦悩
する場合ばかりではなく、介護家族の育ちのプロセスにおい
て抱えてきた家族との葛藤が、介護という状況をきっかけに
顕在化するケースも少なくないように思える。親からの独立
や結婚などにより、原家族から離れることで新たに自分の人
生を歩み出すことができる人も多いように思えるが、親の介
護というイベントによって親子の関係に引き戻され、過去の
葛藤の再燃、増悪といった状況を生み出しやすいことを示し
た好例でもあった。

●介護準備家族への支援

　介護がまだ必要ではない家族への支援については、肯定・
否定の両意見があるかもしれない。介護の大変さを事前に伝
えることによって、介護準備家族の不安を余計に煽ることに
もなりかねないためである。一方、これから迎える介護とい
う、なかなか具体的なイメージをつかみにくいものに対して、
不安になる家族もいる。本事例のように、事前に介護に関す
る社会資源等の情報提供を行うことで、先の見通しをもちやす
く、安心感を提供することもできる。また、本事例のよう
に、家族との葛藤が強い場合、元来の父親に対する嫌悪感に加
え、これから予想される介護によってその感情が強まりやす
く、関係の行き詰まりから高齢者虐待へと発展してしまうリ
スクも考えられる。介護の話は他者にはなかなかしにくいも
のであり、本人を援助してくれる資源が近くにない場合、非
常に閉鎖的な空間の中で、介護者も要介護者も互いにいがみ
合う関係に陥ってしまいがちである。認知症の人を中心とし
たケアの重要性が叫ばれる今日であっても、その支えとなる
介護家族が気持ちのよい環境で介護に臨めないのであればそ

の実現は非常に難しい。早い段階から家族の問題解決能力を高められるよう、介護準備家族への心理的支援も今後注目されるべきであろう。

（樫村正美）

参考文献

ポッターエフロン, R.T.、ポッターエフロン, P.S.（著）堀越勝・樫村正美（訳）（2017）『30分でできる怒りのセルフコントロール』金剛出版.

松本一生（著）（2006）『家族と学ぶ認知症──介護者と支援者のためのガイドブック』金剛出版.

松本一生（編）（2009）『現代のエスプリ507 認知症の人と家族を支援する』至文堂.

中釜洋子（著）（2010）『個人療法と家族療法をつなぐ──関係系志向の実践的統合』東京大学出版会.

事例6　認知的リハビリテーションの介入事例
－現実見当識ほか記憶のリハビリテーション－

キーワード 軽度認知障害｜現実見当識訓練｜誤り排除学習理論｜
認知症の行動・心理症状

ケースの概要

F（77歳、男性）は現在、妻（73歳）と夫婦のみで生活
している。子どもは長男・長女の二人だがそれぞれに結
婚し独立している。60歳で定年後、再雇用にて65歳ま
で同じ会社で勤務した。完全に仕事を離れた後は体力の
衰えも自覚していたが、趣味や友人付き合いなどを楽し
みながら自宅で生活していた。おおむね健康であったが、
73歳前後から妻にもの忘れの増加を指摘されはじめ、次
第に自らもその傾向を感じるようになった。

その他心身の問題で日常生活に不自由はないが、頼ま
れた買い物では、メモをしないと買い忘れや誤った品物
の購入などがみられた。仲間との会合の日程を失念する
など、仕事を離れた直後と比較すると、記憶機能の減退
は明らかといえた。今から2年前ほどに行政主催の健康
増進企画における「もの忘れチェック」へ参加したとこ
ろ、健常範囲を下回る記銘力低下を指摘された。けれど
も、日常生活に大きな支障がないこともあり、それ以上
の心がけは何もしていなかった。

今年になって紛失物が増加したり受けた電話の内容を
取り次げなかったりすることが頻出するようになり、妻
の強い勧めもあり、以前の「もの忘れチェック」の際に
助言された専門外来の受診を決心した。

見立て

　専門外来でのMMSE（Mini Mental State Examination）25点。改訂長谷川式簡易知能評価スケール（HDS-R）は24点であり、いずれも見当識や単語、物品の記憶課題を中心に低下が認められた。単語記憶検査では正常範囲を下回る結果であった。画像検査（MRI、脳血流シンチグラフィ）では年齢には不相応な海馬萎縮があり、頭頂葉と後部帯状回、楔前部の血流低下が認められた。

　家族や知人関係が良好であることも幸いしてか、周囲からのサポートにより日常生活では明らかな支障が目立たず、主治医は、診断としてはアルツハイマー病に特徴的な所見があるとしつつも、明らかな認知症とはいえず、**軽度認知障害（Mild Cognitive Impairment：MCI）**と診断した。ただし、MCIとしてはやや進行した状態としてアルツハイマー病への進行を視野に入れ、塩酸ドネペジルの服用や認知面の活性を促すリハビリテーションの利用を指導した。

援助の経過

●現実見当識訓練への参加

　診断を経て、Fと妻は専門外来や地域包括支援センターとの継続的な相談を開始した。その中で、デイサービスが実施している「現実見当識訓練」を紹介され参加を開始した。

●現実見当識訓練の実施方法

　現実見当識訓練は原則週に1回、一定の曜日と時刻に開始され、参加メンバーは多少変動するが6〜7人から10人程度まで。訓練時間はおよそ1時間であった。訓練の

軽度認知障害（Mild Cognitive Impairment：MCI）
基本的日常生活機能は正常範囲にあるものの、正常とも認知症ともいえない認知機能低下の状態。記憶障害の有無により二分し、「記憶障害あり」について認知障害が①記憶障害のみ、②他の障害あり、「記憶障害なし」について、認知障害が③1領域のみ、④複数領域の4タイプに区分することが多い。
（→45ページも参照）

現実見当識訓練（リアリティ・オリエンテーション・トレーニング）
フォルサム（Folsom, 1968）により提唱。低下・喪失した年月日、季節、場所、人物といった「（現実）見当識」を再獲得させることにより、誤った外界認識から生じる生活上の不適応を軽減させるための訓練。

主たる内容は（現実）見当識に関する反復訓練であり、見当識にはデイサービスや通院先の名称、訓練担当者および参加者、主治医の氏名なども含まれていた。

　訓練は軽い体操や歌唱、自己紹介にあわせてこの1週間で印象に残る出来事の報告からはじまる。主たる訓練は、年月日や施設名などが空欄になっているボードなどを用い、正答を埋めながら全員または個人でその正答の復唱を行う。日時や季節に関する情報については、歳時記や子ども時代の思い出に話題が広がることも多かった（回想法の手法）。

　現実見当識訓練では学習すべき見当識（正答）について、参加者が誤った反応（正答が5月であるのに対して7月と答えるようなこと）をしないようにする**誤り排除学習理論**（三村, 1998；三村・小松, 2004）が重視された。特定の参加者ばかりが積極的に正しい答えを述べるような場合でも、その正答をメンバー全体に反映させて復唱を行う。メンバーからまったく反応が出ない場合などは、訓練スタッフから積極的に正しい情報を伝え、それを全体または個人で反復する。

　また、訓練参加メンバーの家族に対しても、日常生活において本人が見当識ほか、想起すべき情報を失念している場合には、「思い出そうとさせる」といった関わりは可能な限り控え、正しい情報を何度でも提示するよう助言した。Fの妻もこれに沿った対応を心がけた。

　こうした現実見当識訓練をおよそ3か月程度続け終結する。参加者には訓練の開始前後に、MMSEや単語の記憶検査などを実施し訓練効果の指標とした。（若松, 2014）

●**訓練終了後の変化**

　Fの場合、春の終わりから夏にかけての参加であった

誤り排除学習理論
バッドリーとウィルソン（Baddeley & Wilson, 1994）により提唱。健忘症候群（重度の記憶障害）の記憶リハビリテーションにおいては、誤想起反応を訂正し、再想起させる方法を繰り返しても、患者は誤想起反応の訂正を受けたことも忘却するために学習が成立しないことに着目した理論。この場合、訓練では正しい情報を積極的に提示し反復させることが望ましい。

が、MMSEの結果からみて、年月日・季節などの得点と
しては大きな変化はなかった。日付の誤りはみられたが、
季節の変化は明らかに理解できていた。施設の名称につ
いては、訓練開始前はあいまいであったが、終了時には
正答できた。ただし、MMSE全体の得点としては目立っ
た改善は認められなかった（訓練開始前26点、終了後28点）。
その他、メンバーとしてよく顔を合わせていた2〜3人と
担当スタッフの苗字を想起できるようになった。

　妻によれば、日常生活に大きな変化はみられないが、訓
練への参加は積極的だったとのことである。なお、訓練
後も自宅で受けた電話の相手を想起できなかったり、出
会った既知の人物の氏名を想起できなかったりすること
に大きな変わりはないとのことである。全体として記憶
について特に改善した印象は受けておらず、実際、訓練
参加前後で実施した単語記憶検査でも改善は認められな
かった。

考察

　Fは現実見当識訓練への参加により、季節や施設名などの
見当識や数名の人物の氏名の想起が可能になっている。しか
しながら、家庭生活においては、もの忘れの明らかな改善は
認められていない。また、訓練前後のMMSEや単語記憶検査
の結果からみて、認知機能や記憶機能の改善は明らかではな
い。これらは現実見当識訓練について否定的な結果なのだろ
うか。

　まず、現実見当識訓練で用いられた「誤り排除学習理論」
は、重度の記憶障害を呈する健忘症候群に対する認知的リハ
ビリテーションの応用である。この理論では、記憶障害を有
する場合、患者が誤った反応をしたことに対して訓練者がそ
れを訂正したとしても、訂正された事実も含めて忘却される

　ことに着目している。さらには、患者自身による誤った反応はむしろ強化されて残存する傾向にあり、正答の再獲得には至りにくいのである。

　また、健忘症候群における記憶訓練は、記憶機能の全般的改善が目的ではない。つまり、訓練によっても全般的な記憶機能の改善は期待できないのである。ただし、健忘を有していても、反復訓練により特定の情報に限った学習は可能であることが知られている。この場合、特定の情報とは患者の生活に必要な情報ということになる場合が多いが、これらは「領域特異的知識」とされ、その再獲得学習は「領域特異的訓練」と呼ばれている。そして、この領域特異的訓練では誤りを排除した学習方法が適している。

　その意味において、Fが参加した現実見当識訓練は領域特異的訓練であり、見当識や人物氏名は領域特異的知識にあたる。そして、誤り排除学習理論に沿った訓練により、季節、施設名、数名の氏名が想起できるようになったことは、健忘症候群における領域特異的訓練の結果と同様である。ここで重要なことは、訓練で取り上げた施設名や人物名を想起できるようになったということであり、その他の場面でも人物氏名を想起しやすくなるということではない。Fの家庭生活では記憶の改善が感じられないことに該当する。

　つまり、現実見当識訓練や記憶訓練の実際は、特定情報だけの再学習であり、これが訓練の限界である。健忘症候群の記憶障害は、基本的に発症時の低下が進行することはない。しかしながら、認知症の場合、記憶障害は進行して重度化する。このことからみても、認知症による記憶障害を、抗認知症薬を服用する一時期を除いて全般的に改善させることには限度があり、重度化につれて学習できる領域特異的知識も減少する傾向は否めない。

　とはいえ、誤り排除学習理論（正しい情報を積極的に伝える）を訓練だけではなく、家族や関係者が日常的に用いることは、認知症の人が受ける生活上のストレスを軽減させるだろう。

**認知症の行動・心理症状
(Behavioral and Psy-
chological Symptoms
of Dementia：BPSD)**
認知症において必ず出現
する認知機能の低下（記
憶障害が典型的）により
外界の認識が曖昧にな
り不安・焦燥感が高まっ
ている状態に対して、患
者を取り巻く環境（介護
者・健康状態・社会）から
ストレスを受けることによ
り、行動上の不適応を引
き起こしている状態。介
護に対する抵抗、不潔行
為、暴言暴力、妄想、抑う
つ状態などが典型的。
(→46ページも参照)

つまり、常に試されているような環境に置かれることや、想
起できないことを意識させられることは、認知症の人と介護者
との関係を緊張・悪化させることになりかねない。その結果と
して、**認知症の行動・心理症状**（Behavioral and Psychological
Symptoms of Dementia：BPSD）の発生・増悪につながるおそ
れがある。

BPSDへの対処としてまず検討するべきは環境の調整であ
る。低下する認知機能によって生じる生活上の困難の中、認
知症の人は混乱や不安にさらされている。認知機能の回復が
もっとも望ましいものの、認知症という疾病の進行を意識し、
低下した認知的機能を補う対応は不可欠であろう。その意味
で、誤り排除学習理論による対応は、認知症の人にストレス
を与えにくい関わりの手法であり、領域特異的知識の再学習
のほかBPSDの予防・改善にも寄与することが期待できる。

このように考えるとき、認知的リハビリテーションとは現
実見当識訓練以外の方法を含め、認知症の人の認知機能を回
復させようとするだけのものではない。認知症の人を支援す
るわたしたちが、自らの関わり方を修正するためのリハビリ
テーションにほかならない。
　　　　　　　　　　　　　　　　　　　　　　　（若松直樹）

参考文献
三村將 (1998)「記憶障害のリハビリテーション――間違った方がおぼえやすいか？
　努力した方がおぼえやすいか？」『失語症研究』18 (2)，pp.136-145.
三村將・小松伸一 (2004)「軽度痴呆患者に対する認知リハビリテーション」『神
　経心理学』20 (4)，pp. 233-240.
若松直樹 (2014)「学習およびコミュニケーションと認知症予防」『老年精神医学雑
　誌』25 (12)，pp. 1339-1345.

第1部 事例編／第2章 家庭・地域

事例7　認知症の早期発見事例
　　　　　　　　　－独居高齢女性の早期発見・早期対応ケース－

事例8　困難事例の検討会議におけるコンサルテーション
　　　　　　　　　－地域の困難事例に対する助言活動－

事例9　認知症早期発見・早期診断推進事業におけるアウトリーチ事例
　　　　　　　　　－本人・家族の抱える困難に向き合う支援－

事例10　介護離職を考えた患者への対応
　　　　　　　　　－心理相談とケースワーク－

事例11　若年性認知症の事例（アセスメント、職場への説明、理解）
　　　　　　　　　－相談初期の対応と多職種連携－

事例12　家族介護者の心理教育
　　　　　　　　　－認知症の家族介護者の集団心理教育プログラム－

事例13　家族会
　　　　　　　　　－地域の介護者の会での支え合いによる介護者支援－

事例14　介護家族の理解と支援
　　　　　　　　　－母親の徘徊に悩む家族の継続面談から－

事例15　認知症発症への不安を抱えた相談者の介入事例
　　　　　　　　　－継続相談を通して、不安に寄り添い支える－

事例16　認知症とうつ
　　　　　　　　　－うつ病が疑われた認知症高齢女性の事例－

●本章では、認知症の人とその家族が暮らす地域の中での支援事例を幅広く取り上げる。認知症を心配して地域の相談窓口を訪れる人の中には、健康や経済面の不安、今後の生活への心配を訴える人も少なくない。その一方で、客観的には健康上の問題がうかがえるのに、必要な医療サービスを受けていない人も訪れる。そのため、こうした窓口ではかれらの訴えとともに客観的なニーズを理解し、必要性を見極めながら医療やケアにつなぐことが求められる。事例15は相談者が訴える不安を抱えながら、事例16は認知症だけでなくうつの可能性にも目を配りつつ、医療への橋渡しをしている。事例7は、本人の受診への迷いに寄り添いながら医療につなげた事例である。発症が疑われても受診に葛藤的な人もいるため、その後の通院継続やケアに上手くつながるような受診支援が求められる。事例9は、受診や相談に訪れない人への訪問支援の実践である。地域には独居や近隣からの孤立、家族との疎遠を背景に、認知症の進行が強く疑われても医療・ケアにつながらない事例も多く、訪問による受診支援への期待は大きい。現役世代が認知症を発症した場合、就労・子育てへの影響や退職に伴う経済的問題など、本人・家族の生活に深刻な影響をもたらす。事例11では社内の心理職の立場から、社員に認知症の発症が疑われた際の対応について報告している。

●介護家族への支援では、情緒的な支援だけでなく、心理教育、介護負担を減らすための公的サービスの情報提供、関係者との連絡調整といった現実的対応も求められる。事例10は介護サービス利用のための窓口を紹介し、介護負担が軽減して離職を回避できた事例である。事例14はBPSDに苦慮する家族に、具体的な対応方法の助言、公的サービスの紹介、関係者への情報提供などを通して継続的に支援した事例である。こうした個別的な支援の一方で、家族グループを対象とした実践もある。事例12は専門職が運営する介護者教室の事例であり、構造化された心理教育の実践を報告している。事例13は介護家族が運営する家族会の事例であり、家族同士が支え合う自助グループの実践とその意義を報告している。

●認知症の人の地域生活を支えるには、職種や専門性が異なる人々、時には地域の一般の人々も含めた協働が求められる。その中で、心理の視点はケアの行き詰まりを解きほぐし、新たなケアの方法を創出するきっかけとなる可能性がある。事例8は関係者が集う事例検討会議での見立てとコンサルテーションを通して、関係者の協働が実を結んでいった事例である。

（川西智也）

事例7　認知症の早期発見事例
－独居高齢女性の早期発見・早期対応ケース－

キーワード　かかりつけ医｜一次予防｜二次予防｜三次予防

ケースの概要

　G。77歳女性。夫は逝去し、現在は独居。息子二人は遠方に在住。隣県在住の80歳の姉と仲が良く、毎月外出したり、互いの家を行き来している。庭いじりが趣味で手芸教室にも参加。高血圧、高脂血症のため服薬しているが、その他の既往はなし。姉とともに「健康チェックに」と、筆者が勤務する街ぐるみ認知症相談センター（以下「センター」）に来談した。身なりは整っており、疎通は良好であった。もの忘れについて尋ねると「なんでもすっと忘れてしまう」「メモをしているから困るってほどじゃない」「年なのかと思う」と話した。具体例を尋ねても、あまりはっきりしなかった。心理検査を実施すると、タッチパネル式の検査が12／15点で遅延再生と構成課題で失点があった。MMSEは26／30点で計算と遅延再生で失点があり、曜日と日付の回答にも迷いが見られた。MoCA-Jを実施すると20／30点で、中でも5単語の遅延再生が0／5点と失点が目立ち、再認にも失敗した単語があった。姉にもGの検査結果を伝え、最近のGの様子で、もの忘れなど気になることはないか尋ねると「先日、訪問の約束をしていたのに、行ってみたら留守だった。携帯に電話すると、近所に買い物に出ていた。すぐに帰っては来たが、このようなことは初めてだった。思い返せば、最近電話でも、少し前に伝えた話を確認してくることが増えたかもしれない。そんなにひどいとは思わないし、認知症ってほどではないと思うが……」と心配の声

があがった。

見立て

　MMSEの総得点はおおむね保持されているが、MoCA-Jの結果は、近時記憶障害を示唆する所見と思われた。あわせて、姉からも近時記憶障害を疑うエピソードの報告があり、病的な記憶障害の疑いがあるため医療機関受診が望ましいと判断した。生活面での支障は報告されなかったが、Gは独居であり、一番身近な親族も隣県に住む高齢の姉である。もし認知症であれば、介護保険を利用しての生活支援も必須になってくるであろう。一方、Gと姉からは「健康チェック」「年なのかと思う」「認知症ってほどではない」などの言葉があり、積極的に認知症を心配し、必要時には精査も希望したいというより、認知症を否定されたい気持ちの方が強いように思われ、本人と姉の気持ちを確認し、それに沿って相談を進める必要があると思われた。

援助の経過

　以下、〈　〉内は臨床心理士の発言である。Gには、検査結果について〈日頃の心配と一致しているのでは〉とフィードバックした。G自身も前よりもの忘れが多くなったと感じており、同じく検査でも記憶課題で失点が目立つ結果であると説明した。Gは「そんなに悪いの!?」と不安そうにした。そこで、心理検査のみで診断ができるわけではなく、今後Gが一人で不安を抱えるよりも、一度早めに医療機関でも診てもらうことを勧めたいと話した。するとGは「今日は初めてで、どんなことをするの

かわからなかった。もう1回やったらもっとできそう。ま
だそこまでではないと思う」と述べた。さらに失点を強
調することは、より不安を煽り、Gの気持ちを追い詰め
てしまう可能性があると思われた。そこで、一般論とし
て、脳についても健康診断を受けることが望ましいこと、
認知症は服薬によって進行を遅らせることができる疾患
もあり、早期発見・早期治療が大切であることを説明し
た。すると「もの忘れも最近はお薬ができて、早く飲ん
だほうが良いってTVでやっていたわ」と受診への態度
がやや軟化した。「心配だったら、どこにかかればいい
の？」との質問もあり、まずは、**かかりつけ医**に相談す
るように話した。姉はGの受診に前向きで「やっぱり早
めに1回診てもらったら？　私も一緒に行く」と言葉を
添えてくれた。Gは、最後まで受診を渋っていたが、迷
いも伝わってきた。こちらからは、かかりつけ医あてに、
本日の相談内容と心理検査の結果をまとめた情報提供書
を作成してGに手渡した。Gには受診を強制はせず、受
診する際には役立ててほしいと伝えた。また、受診しな
い場合も、3か月〜半年後のセンターへの来談を推奨し
た。3か月後、医療機関より「初期アルツハイマー病と
診断し、アリセプト5mgの処方を開始した」との報告が
あり、Gが受診したことがわかった。初回来談から1年
後、再度姉と来所したGは「早めに薬を飲み始められて
良かったと思う」と話した。手芸教室もカレンダーに印
をつけて忘れないように行っており、家事もやっている
と話した。しかし、話を聞いていくと、探し物が増えて
時間がとられたり、料理や外出を億劫に感じることもあ
ると言う。「息子たちもそれぞれの生活があるし、年上の
姉にお世話になるわけにもいかない」と、今後の一人暮
らしへの不安も語った。現在は独居の人も多く、その人

かかりつけ医
厚生労働省は、かかりつ
け医が参画した地域での
認知症の人の支援を掲
げており、早期診断・早期
対応のための体制整備と
して、かかりつけ医への認
知症対応力向上の研修
を推進している。

たちを支えるシステムもあると話し、管轄の地域包括支援センター（以下「地域包括」）を紹介した。Gは、相談窓口があると知り、少し安心した様子であった。姉からは「今くらいだったら良いけれど、やはりもの忘れは進んだ。約束は前日や直前に確認している。私のところに来るのは不安そうで、行き方を何度も確認するので、なるべく私が妹の家に行くようにしている。手芸教室も、『疲れるからやめようか』というのでやめないように言っている。あまり料理もしていないみたい。薬は、毎朝電話すると『飲んだ』というので大丈夫だと思う」との話があった。介護保険申請はGも姉も「まだ大丈夫」との認識であったため〈予防のためにも、元気なうちから運動や対人交流はお勧めしたい。独居の不安もあるようだし、もしよかったら、そうした総合相談ができる地域包括に、センターから連絡を入れておこうか〉と尋ねると「そうしてもらいたい。自分では上手く相談できない」とのことであった。そこで、センターから管轄の地域包括に電話し、これまでの経緯や、心理検査結果、診断名と、本人が今後の生活を不安に思っていることを伝えた。地域包括からは、一度訪問して、まずは介護保険サービスの導入を考えて関わる旨の返答をもらった。Gと姉には、今後、センターでも、必要時に相談に乗っていくことを約束した。

考察

　認知症の早期発見・早期治療が重要であることは言うまでもない。軽度認知障害（MCI）の概念も一般に広まってきた。より早期に認知症や軽度認知障害に気づき、予防介入することが望まれる。予防は、**一次予防**（発症を防ぐ）、**二次予防**（早期発見・早期治療）、**三次予防**（進行を遅らせる）に分けられる。

一次予防
認知症の発症を未然に防ぐ段階。生活習慣病の予防や管理、それにつながる運動習慣や食生活が認知症の一次予防にも重要とされる。

二次予防
認知症の早期発見・早期治療の段階。薬物療法だけではなく、非薬物療法として、本人の楽しみや心地よさを大事にしながら、対人交流、有酸素運動、知的活動などが推奨される。

三次予防
認知症の進行を遅らせ、認知症を抱えても本人が安心して生活を継続できるように、困っている部分にサポートを行う段階。
（→98ページも参照）

初期に医療機関を受診し、二次予防ができると、その後の三次予防も円滑に進むことが多い。中には医療機関受診が難しいケースもある。また、単に診断が早ければ早いほど良いというわけでもない。「早期発見・早期絶望」（上田, 2014）にならないよう、本人や家族の気持ちや状況を鑑みての声かけや診断後のサポートが大切である。受診に際しては、認知症への理解が広まっているとはいえ、やはり本人のみで適切なタイミングを判断することは難しい。また認知症を不安に思っても「どこに行けば良いのか？」という質問は依然として多い。せっかく早期診断と服薬治療が開始されても、その後のサポートにつながらないままの事例もある。"受診""地域包括支援センターへの相談""介護保険申請"などは、各事例で優先順位を検討し、一つひとつ、場所や方法についても具体的な情報提供を行い、その後押しをすることが必要である。

（稲垣千草）

参考文献

上田諭 (2014)『治さなくてよい認知症』日本評論社.

厚生労働省ホームページ「認知症サポート・かかりつけ医」. http://www.mhlw.go.jp/topics/kaigo/dementia/d01.html

西野憲史 (2014)「認知症予防・治療の最前線」『老年歯科医学』29 (3), pp. 278-281.

事例8　困難事例の検討会議におけるコンサルテーション
－地域の困難事例に対する助言活動－

キーワード 地域包括支援センター｜民生委員｜コンサルテーション

ケースの概要

　当該高齢者Hは80代の女性であり、息子（独身）と同居している。近隣に娘夫婦がおり、Hの介護は娘が主にしている。3年前頃よりHの物盗られ妄想（金品がなくなる）が始まり、息子を泥棒扱いして騒ぐようになった。3年前にHは娘と近隣の神経内科を受診し、認知症と診断された。その後、神経内科受診は継続され、抗認知症薬も処方されており、継続服薬している。Hの息子への苦情も頻回になり、娘が幾度にわたり仲裁に入ってHに説明したものの、妄想の確信度は高く、訴えが止まることはなかった。なお、なくなったと訴える金品は後日、別の場所から見つかることがほとんどであった。こうした場合でもHは「息子が返しに来たんだわ」と言っているという。Hの物盗られ妄想が生じる前には、家族関係に目立った問題は見られず、むしろ穏やかなHに優しい息子と娘という、幸せそうな家族として周囲からも見られていた（Hの夫は10年前に病気で他界している）。

　初めのうちは息子もHの話を受け流していたが、顔をあわせるたびに泥棒扱いをされ、息子が不在時に息子の部屋に勝手に入ったり、仕事中の息子の携帯電話にまで苦情の電話をかけるようになっていき、次第に息子も我慢の限界を迎える。ある日、Hがいつものように息子に対して「盗んだお金を返して」としつこく言ってきたため、ついカッとなった息子がHを突き飛ばしてしまった。転んだ拍子にHが壁に頭をぶつけ、Hが錯乱し警察に通

報、一時騒ぎとなる。その後、駆けつけた娘が警察に事情を説明し、その場は事なきを得た。しかし、それからも幾度となく同様の出来事が起こり、ついに息子がHを殴りつけてしまった。通報を受けた警察が、この地域担当の**地域包括支援センター**（以下「地域包括」）に連絡し、それ以降は地域包括のスタッフがHや息子、娘の相談に応じていた。その後も問題は解決されず、虐待のリスクも非常に高まっている状況であった。そのため、担当の地域包括が事例の検討会議を開催することとなり、心理学の専門職からの助言がほしいとのことで、近隣の臨床心理士に会議への参加が要請された。

見立て

　認知症の発症以前、家族に目立った問題はみられなかったということから、Hの示す物盗られ妄想は認知症の中核症状である記憶障害に基づく行動・心理症状の出現であると理解することができた。自分でしまったはずの物がどこかに行ってしまい、それが見つからないと騒ぐケースは認知症において非常に多くみられる。同居している息子が真っ先にHに疑われてしまうことも理解できるものの、ここまで執拗に息子にこだわるのは、何かしらの理由がHにあるのではないかと考えられた。しかし、会議参加の要請時には上記の状況のみの情報しかなく、妄想の矛先がなぜ息子に向けられることになったのか、この段階ではわからないままであった。

援助の経過

　検討会議が開催され、当該事例に関わる専門職（地域

地域包括支援センター
各自治体が設置主体となり、保健師や社会福祉士、主任介護支援専門員等を配置し、3職種のチームアプローチによって地域住民の健康保持と生活の安定のために必要な援助を行う施設。主な業務は総合相談・支援、権利擁護、介護予防支援、および包括的支援であり、制度横断的な連携ネットワークを構築して実施される。
（→54ページも参照）

包括スタッフ、自治体職員、介護事業者、**民生委員**、警察、自治会長）、そして臨床心理士が招集された。まず、地域包括スタッフから事例の概要、これまでの支援の経過が説明された。それによれば、Hに対する息子の暴力はここ1年ほどのことである。息子はできる限りHと顔を合わせないように家に帰らないようにしたり、自分の部屋に鍵をかけたり、在宅時は極力Hを相手にしないように努力しており、周囲からは息子の人柄も非常に真面目かつ温厚で、暴力を振るうような人物ではないという評価を得ている。会議に参加した民生委員や自治会長も、息子はHの執拗な訴えに対してやむを得ず手を上げてしまうのではないかと考えていた。地域包括スタッフもこれまでHと息子の別居を試みたものの、Hが暴力を振るわれてもなお息子と離れたがらないことや、息子も他に行くあてもなく、自分がなぜ出ていかねばならないのかと納得がいかず、結局は同居状態が続いてしまっていた。また、地域包括スタッフから精神科受診を強く勧めてきたものの、病識の欠如による本人の強い抵抗と精神科への偏見があり、向精神薬の副作用等を懸念する娘の反対もあって、受診は難しい状況であった。

　会議に参加した臨床心理士からスタッフに、執拗に息子にこだわるHの様子について聞いてみたところ、上述のような一連の情報はあるものの、誰一人としてHの物盗られ妄想を丁寧に聞き取ることができていないことが明らかとなった。支援者側も家族もHの訴えを「認知症による妄想」と片づけてしまっていたことが共有されたため、単なる認知症として問題の理解を片づけてしまうだけでなく、Hの妄想の内容にヒントがあるかもしれない可能性について触れ、Hがなぜ息子が物盗りの犯人だと考えるのか、その理由について丁寧に聞き取ってみる

民生委員
民生委員法に基づき厚生労働大臣から委嘱された非常勤の地方公務員。社会福祉増進のため、地域住民の立場から生活や福祉全般に関する相談、援助活動行う。活動は無報酬のボランティアという形で行われ、民生委員定数は市区町村の規模によって決められる。

提案をした。また、問題が生じている状況に注目し、H
の物盗られの訴えの引き金になっているものは何か、ま
たHが息子に関わる際の息子の反応はどのようなものが
あり、そのような関わりが続くことで、Hが得ているか
もしれないメリットについて、会議の参加者同士で検討
した。仮説として、Hのこうした関わりによって良くも
悪くも息子と関わり続けることができること、暴力の被
害者として周囲から同情を引き出すことに成功している
こと、ここ数年で息子との関わりが希薄になっておりH
の寂しさが背景にあるかもしれないことなどが出された。
これらの状況の分析について、引き続き各専門職の立場
でHやその家族の観察を続け、Hが物盗られの訴えをも
たずとも、息子と安心して関わることのできる環境づく
りを目指すことで合意が得られた。

　その後の各専門職のHとの関わりの中で、息子がお金
に困っているなら直接言ってくれれば惜しまず援助した
いと思っていること、息子にもっと頼られたいと思って
いることがH自身からも語られた。ここ最近の関わりを
通してHを見る息子の表情が非常に険しくなり、Hの被
害感をより強めてしまう悪循環も明らかになった。地域
包括スタッフから息子に今起こっていることの支援者側
の仮説を伝え、同時に認知症についても情報提供を行い、
認知症への理解を促した。Hの寂しさや頼られたいとい
う話は息子にも心当たりがあり、幼い頃から自分がHを
頼りにしていたことや、最近はHと話す機会もほとんど
なくなっていた状況が語られた。また、関わりの悪循環
を変えていくために、息子からHに意識的に話しかけて
みたり、時にはなくなった物をHと一緒に探してみるな
ど、今までにはなかった息子の反応を起こすことで、関
係の悪循環に変化を起こす実験をしてもらうようにした。

加えて、物盗られの引き金の調整として、娘の協力を得てHの部屋の整理をしてもらい、大事なものを1か所にまとめて管理するようにすることで、Hの物品の紛失を最小限にとどめる工夫をしてもらった。こうした関わりを通して、Hの紛失の頻度も少しずつ減り、息子からHに関わるようになったことでHの穏やかさが徐々に戻り、Hと息子の衝突の頻度は減っていった。これまで息子がもっていた「非常に迷惑なH」という認識が「年老いて心細くなったH」という認識に変わったことで、息子もHの心情を想像するようになり、Hへの当たりも徐々に柔らかくなったことが息子から報告された。

考察

　本事例は、異なる専門性をもつスタッフの集まる場に心理職が招かれ、意見を求められるという**コンサルテーション**に関するものであった。当事者不在の会議形式で検討が行われたものの、さまざまな専門性の立場から情報を収集し、事例の理解を通して心理職の見解を述べることは十分に可能であることを本事例は示している。H本人ないしその家族を説得し、精神科医療機関につなぎ、向精神薬治療を受けることで妄想症状の緩和も期待できるかもしれないが、本事例においてはH本人の精神科に対する強い偏見があることと問題意識のなさが顕著であり、また家族の副作用に対する心配も強く、精神科医療につなぐことが長いことできなかった。認知症の行動・心理症状へのアプローチとして、非薬物療法的な関わりによっても症状を緩和させることができる可能性を示す好例でもあった。

　福祉の領域において、心理職の参入はまだまだ少ない。そのため福祉領域の専門職からは、心理職がどのような専門性をもって支援にあたる役割であるかの理解は十分に得られて

コンサルテーション
異なる専門性をもつ複数の者が、援助対象者の問題、状況について検討し、より良い援助のあり方について検討し合うプロセス。困難事例に直面している専門職に対して、その問題や課題を評価、整理して解決に向けてその専門職の力量を引き出すための支援を行う相談業務。

いない状況である。近年、認知症の人を一人の人として尊重し、その人の視点や立場に立ってその人を理解してケアを行おうとする考え方が中心となってきており、その意味では心理職の視点は非常に重要である。本事例のようなコンサルテーションの場に心理職が招かれる機会も今後増えていくと予想される。心理職による地域援助のためのコンサルテーション業務については、高齢者支援では未開拓の領域であるといえよう。地域の支援者の中にも心理学的な知識や観点からすでに支援にあたっている人も多くいると思われるものの、心理職の専門性を活かして地域援助に参入することにより、支援者たちが行き詰まりを感じている困難事例に対して、風穴を開けることができるかもしれない。　　　　　　　　　（樫村正美）

参考文献

上田諭 (2016)「認知症に対する精神療法」『精神科』28, pp. 389-393.

大河内浩人・武藤崇 (2009)『心理療法プリマーズ　行動分析』ミネルヴァ書房.

厚生労働省 (2016)『平成26年度　高齢者虐待の防止、高齢者の擁護者に対する支援等に関する法律に基づく対応状況等に関する調査結果』．http://www.mhlw.go.jp/stf/houdou/0000111629.html

船越知行 (2016)『心理職による地域コンサルテーションとアウトリーチの実践』金子書房.

事例9　認知症早期発見・早期診断推進事業におけるアウトリーチ事例
−本人・家族の抱える困難に向き合う支援−

キーワード	認知症早期発見・早期診断推進事業｜ファーストコンタクト｜
	DASC｜妄想｜困難事例｜認知症初期集中支援チーム

ケースの概要

82歳女性のⅠ。20代で結婚し、1女を設けて間もなく夫が病死し、女手1つで娘を育てた。娘は遠方にて結婚生活を送り、年に1度帰省する程度で、Ⅰは30年近く独居であった。

1年前、住み慣れた団地が建て替えとなり、Ⅰは隣町の団地に引っ越した。転居後すぐにゴミの日を間違え、当番から注意された。以降ゴミを出さず、室内にはモノが積み上がった。大切だからとしまい込んだ保険証、診察券が見つからず、高血圧での通院も途切れた。外出も、総菜やインスタント食品を買いに行く程度で、適切な食事もとれなくなった。夏には悪臭や害虫が発生し、近隣から苦情が出るようになった。民生委員が訪問すると、Ⅰは不衛生な状態も意に介さず、階下の住人が夜中に不快な音を立てたり、電気を流して嫌がらせをすると訴えた。

その後もⅠから同じ訴えを繰り返され、対応に困った民生委員は地域包括支援センター（以下「地域包括」）に相談した。地域包括職員から、認知症支援コーディネーターに支援要請があり、**早期発見・早期診断推進事業**を活用し、アウトリーチチームの精神保健福祉士（以下「PSW」）と心理職（以下「CP」）がともに訪問することになった。

見立て

訪問メンバー（地域包括職員、認知症支援コーディネータ

認知症早期発見・早期診断推進事業

初期集中支援チームに先行して、2013年に開始された東京都の単独事業。認知症の診断や支援につながらず、行動・心理症状（BPSD）に苦慮する人を、適切な医療・介護サービスにつなぐことを目的とする。区市町村が配置する認知症コーディネーターと、地域拠点型認知症疾患医療センターに配置する多職種アウトリーチチーム（専門医、認知症ケアに3年以上の経験がある保健師、看護師、PSW等）が協働して、認知症の疑いのある人を把握・訪問し、状態に応じて適切な医療・介護サービスに結びつける取組み。2016年時点で、認知症のアウトリーチ事業において、心理職が関わるチームは依然少数である。

ファーストコンタクト
支援者が、困難を抱える本人や家族への支援を目的とした関わりの第一歩のこと。まず支援の緊急性を見立て、支援を急ぐ必要がなく、彼らも望まない場合は、強引な介入にならぬよう配慮し、訪問日を改める。本人の意思を尊重する支援者の姿勢が理解された上で、本人の望む支援や生活史に真摯に耳を傾け、関わりの糸口を探る。他者の援助を得ながら自分らしく生活するという自立観（出口, 2014）もあり、早めに相性のよい支援者を見つける利点が伝わるよう働きかけることが重要である。

DASC
(Dementia Assessment Sheet in Community-based Integrated Care System)
認知症は、「脳の疾患」－「認知機能障害」－「生活障害」の3者の連結を中核にして、さまざまな「身体疾患」や「BPSD」が絡み合い、臨床像が複雑になると「社会的困難」に発展する病気といえる。この認知症の全体像を包括的に評価することを認知症の総合アセスメントと呼び、DASCは、認知症疾患に起因する「認知機能障害」と「生活障害」を網羅的、かつ簡便にアセスメントでき、認知症の検出と重症度評価が可能なツールである。

一、PSW、CP）で事前にIの生活史や家族構成、問題の経過について情報を共有し、課題と**ファーストコンタクト**の方法を検討した。その後自宅を訪問。呼び鈴を鳴らし、しばらくして扉がわずかに開いた。隙間からそっと、筆者らは役所のチームで生活の困り事がないか高齢者宅を巡回中で、都合が悪ければ日を改めるが、相談内容は他言しないことを伝えた。Iはやや季節外れの長袖で、髪型は乱れ、伸びた爪先は黒かった。最初4人もの訪問に驚きながらも、階下からの嫌がらせについて小声で訴え始めた。

　筆者らが真摯に耳を傾けているとIの警戒心が解けたのか、周囲に聞かれたくないからと室内に案内してくれた。6畳2間の室内にはチラシや洗濯物が散乱し、台所には空き容器が放置され、排水溝から残飯の腐敗臭がしていた。暑い中窓は閉め切り、机には濁った水のペットボトルと消費期限が定かでない総菜があった。また、汚れが残る衣類が無造作に干され、壁の薬カレンダーには、1年以上前の薬が残り、長く通院していないと推察された。ゴミ袋が山積した浴室からは、入浴もしていないことがうかがわれた。

　Iによれば懸命に働き娘を育てあげ、その娘も結婚して遠方におり、仕事も忙しいため迷惑をかけられないという。前の団地には、子育て時代から苦労を共にした仲間がいたが、ここには注意してくる人はいても、話し相手はおらず、一人ラジオを聞いて過ごしている。そのような中、半年前頃から階下の男性が不快な音を立てたり、ビリビリ電気を流すようになったという。

　必死で子育てしながら生計を立ててきたIの来し方がうかがわれ、筆者らは苦労を労った。その後自然に話しながら**DASC**を施行。最後にもの忘れについて尋ねると、

「最近ちょっと……」と自覚的で、躊躇しつつも検査を受けることを了承した。中断できると保障した上でHDS-RとMMSE、時計描画検査（CDT）、手指模倣検査等を施行。日時見当識は「7月はじめか。日付は……」と不安げに回答。記憶の遅延再生はヒントで1語のみ正答、全検査終了後は、3語を記銘した既知感もなかった。図形模写で軽度歪曲、CDTで数字の配置にばらつきがあった。HDS-Rは22／30点、MMSEは19／30点であった。受検を労った後、立ち上がりや歩行の緩慢さが気になり尋ねると、最近腰が重く、足にしびれや痛みが出てきたという。

援助の経過

Iには階下からの嫌がらせも心配だが、血圧や足腰の痛み、食事管理も心配と伝えた。Iの希望を聞くと、人が集まる所に行くのは嫌だが、食事や買い物の手伝いがあれば嬉しいという。PSWから、他に介護保険で足腰のリハビリ、手すりの取付サービス等も利用可能と説明すると興味を示し、主治医意見書の依頼とあわせて久々に受診することに同意した。また娘に現状を伝え、無理のない範囲で協力を要請すると了解を得て、退室した。

訪問後、同行しなかった医師を含めて、総合アセスメントに基づき今後の支援を検討した。認知機能については、著明な記憶と見当識の障害、軽度の構成障害の可能性が示唆された。生活機能では、服薬や食事の管理、整理整頓等のIADLが低下し始めており、アルツハイマー型認知症の可能性を疑った。身体状況は、高血圧と足腰の痛みが、社会的困難として、孤立、近隣トラブルがあり、行動・心理症状（以下「BPSD」）として妄想があると整理した。比較的緊急度の高い高血圧や食事・衛生管理（脱

妄想
BPSDとしての妄想は、アルツハイマー型認知症の場合は、物盗られ妄想が多い。自身の認知機能低下を認めがたい心理が背景にあり、対象は頼らざるをえない身内であることも少なくない。レビー小体型認知症では、幻視や変形視等の視覚的問題に起因した妄想が多い。一方妄想性障害では、生活障害は目立たないが身近な人からの嫌がらせやカメラを付けられた等の持続的な妄想がある。妄想性障害は認知症と合併する場合もあるが、認知症の有無にかかわらず、高齢者の妄想の背景には、孤立や不安が深く関連すると考えられる。

困難事例

本人・家族が困難を抱え，客観的には支援ニーズがあるのに，介入が困難な事例を指す（井藤,2016）。認知症高齢者の困難事例では，認知機能障害と生活障害，身体的健康管理，BPSDのコントロールに必要な支援が得られておらず，背景に独居，孤立，介護者の認知症等の精神的・身体的健康問題，経済的困窮，受療やサービス利用拒否などの社会的困難があり，それゆえに孤立死のリスクや虐待，経済被害，近隣トラブルなどさらなる社会的困難が重層化しやすい（井藤,2013）。困難事象は，臨床ステージの進展に伴って明らかに増え，複雑化していく傾向がある。困難は認知症のごく初期から始まっているため，早期に発見し早期に介入することが望ましい（井藤,2016）。

水や食中毒予防）については、Iとも話し合った通り、介護保険導入を機に医療と福祉が連携してサポート体制を整え、悪臭対策は、訪問ヘルパーの清掃等の支援を導入する方針とした。

Iの被害妄想は、対象が住宅境界の接する階下住人に限られ現実的内容である点から、妄想性障害として矛盾なく、電気様の異常感覚は、腰椎症等の痛みを嫌がらせと関連づけたと推察された。器質的要因の除外のため、精神科受診が望ましいが、緊急性の高い健康問題の受診勧奨を優先することとした。

以前の友人との交流が、いかにIを支えていたかが推察され、地域包括職員、ケアマネジャー、民生委員らにIとの何気ない会話の意義を伝えた。仮にIの話の内容が誤っていても無理に訂正せず、妄想と距離を置いて受け流すこと、誰かに負担が偏らないように、困った時にはチームも支援することを伝えた。

訪問から1か月後、Iが「訪問メンバーと話せて楽しかった」と言っていたこと、介護保険の導入で食事・服薬管理、通院体制も整ったことについて地域包括から報告があった。受診同行や自宅訪問時に、支援者らがそれぞれIと会話をするよう心がけると、その後しばらくは訴えが収まるという。温かいサポートが奏功していることを労い、今後もIの意思を尊重しつつ、現在の支援体制を維持し、希望があれば通所サービス導入も一案と話し合った。

考察

Iのように、認知機能や生活機能の低下に加え、住み慣れた環境や人間関係などさまざまな喪失が重畳し、孤立や不安感、緊張感への温かいサポートがないまま、他人からの指摘

や注意が叱責として受け取られると、いつしか自尊心の低下とBPSDの発現をもたらす事例は少なくない（高橋, 2015）。また不衛生な住環境が生まれるありようはさまざまで、片づけだけで解決するという単純なものではなく、背景を知ることから始めなければ生活支援にはなりえない（井藤, 2013）。Iの生活障害は、実は転居前から緩徐に始まっていたが、慣れた環境や友人からのインフォーマルなサポートの元では露呈しなかったと推測される。このように、ゴミ出しや服薬管理といった初期の生活障害は、細やかな温かい声掛けがあるだけで、補えることも少なくない。

アウトリーチでは、心理士が対象者の複雑化した臨床像を、観察法や面接法、検査法等の技術に基づいて得られた情報から、認知機能障害−生活障害−BPSDのつながりを見立て、生活史や元々の人格、家族関係、社会的困難等の総合的アセスメントを多職種で行った上で、本人の意思や希望を汲み取り、実現可能な工夫や対応法を提案することが重要である。この時、あくまでサービス導入は支援の手段であり、本人が望む暮らしを続けることが目的であることを忘れてはならない（井藤, 2016）。

この本人・家族の意思を尊重した生活を整える社会資源の活用等の支援の方向性については、PSWが中心となって整理・助言するなど、多職種が互いの専門性と役割を理解し補い合う協働のあり方が奏功すると考えられる。アウトリーチでは、支援につながる糸が途切れぬよう、本人・家族の意思や自立観に配慮し、不快感を残さぬファーストコンタクトを心がけるとともに、本人を支える支援者への継続的な支援が課題と考えられる。

（扇澤史子）

認知症初期集中支援チーム

認知症になっても本人の意思が尊重され、できる限り住み慣れた地域のよい環境で暮らし続けられるために、厚労省の施策として、早期診断・早期対応に向けた支援体制の構築を目的として配置された。初期集中支援チームは、認知症の（疑われる）人や家族を訪問し、アセスメントや家族支援等の初期支援を包括的、集中的（おおむね6か月）に行い、自立生活のサポートを行う複数の専門家からなる。実施主体は市区町村であるが、各市区町村からの委託で地域包括支援センターや認知症疾患医療センターにチームが設置されることもある。2018年度までに全市区町村に実施される計画となっている。

参考文献

井藤佳恵 (2013)「独居あるいは高齢夫婦世帯で迎える認知症——近隣トラブルを通した考察」『老年精神医学雑誌』24 (11), pp. 1117-1123.

井藤佳恵 (2016)「地域包括ケアシステムのなかの認知症高齢者を対象としたアウトリーチ」第3回東京都認知症疾患医療センター相談員研修講演録, 未公刊.

粟田主一（編）（2016）「認知症疾患医療センターの実態に関する調査研究事業
　　平成27年度老人保健事業推進費等補助金（老人保健健康推進等事業分）」
　　東京都健康長寿医療センター.
全国訪問看護事業協会（編）（2015）支援者のための認知症の人とのファーストコ
　　ンタクトヒント集（https://www.zenhokan.or.jp/pdf/surveillance/H26-3-2.
　　pdf　2016年11月20日取得）
高橋幸男（2014）「妄想はどんなときに生じるか――BPSDの対応を再考する」『精
　　神科治療学』29（8），pp. 1011-1016.
出口泰晴（2014）「『自立』ということばについて感・返るその2」『地域リハ』9, pp.
　　323-324.

事例10 介護離職を考えた患者への対応
－心理相談とケースワーク－

キーワード せん妄｜介護離職｜ショートステイ｜ケースワーク

ケースの概要

　Jは50代の男性会社員。不眠を主訴として精神科外来を受診した。

　既往歴として糖尿病の治療中だったが、血糖値のコントロールは良好だった。

　Jの両親は、Jが小学生時代に離婚。Jは母親に引き取られ、親一人子一人の生活をしてきた。大学卒業後、中堅企業に勤め、堅実に働いてきた。若い時期に一度結婚したが、数年で離婚。子どもはいなかった。以来、Jは母親と二人で暮らしてきた。数年前、70代の母親に大腸癌が見つかり手術を受けた。手術は成功したが、術後に**せん妄**を起こし退院が若干延びた。母親は退院後もしばしば便秘に悩み、ひどい便秘になってはせん妄を起こすことを繰り返した。Jはそのたびに夜間救急病院に母親を連れて行くという生活をすることになり、徐々に疲弊していった。やがて母親の体調が安定していても眠れなくなったことから精神科を受診することにした。

　精神科の診察では、睡眠障害以外に軽度の食欲低下、やはり軽度だが抑うつ気分、制止（おっくう）、不安感などを指摘され、軽度のうつ病と診断された。ただ就労を含めた日常生活に大きな支障が生じていなかったため、Jが希望した睡眠薬の代わりに鎮静作用が期待できる抗うつ薬が処方された。Jはこのままでは自分は仕事を辞めて母親の介護に専念するしかなくなると考えているとのことだった。Jがどこからの支援も受けず一人で母親の

せん妄
身体疾患や薬物の作用などによって意識・注意・行動などが障害される状態。一般に、急性に発症し症状は浮動性である。（→178ページも参照）

介護をしていることを聞いた精神科医は、心理社会的な支援が必要であると考え、Jに臨床心理士に母親の介護のことも含め諸々の相談をすることを勧めた。

見立て

介護離職
家族の介護のために就労を継続できなくなること。適切な入所先がない場合やあっても費用負担ができない場合、就労をやめて介護に専念するしかなくなる。ここで紹介したように、あえて離職して介護することを選ぶこともありうる。

　心理士はJの言動から成育歴と関連する母子の密着を感じたが、そのことに直ちに介入せず、まず介護負担を減らすことを優先した。Jは母親が手術を受けて退院後も一人で介護してきた。他人に介護を任せることへの心理的抵抗、介護保険に関する知識不足、手続きを進める時間的余裕がなかったこと、などが関係していた。Jの母親の担当医は外科医であり、Jが特に相談をしなかったため、介護保険について話題にすることもなかったとのことだった。

　Jは心理士に対してもこのままではやっていけないので、近々仕事を辞めることになると思っていると話した。経済的にはすぐには困らないとのことだったが、自分の老後の生活は経済的にも不安であるとのことだった。仕事は非常にやりがいがあるわけではないが、嫌でたまらないわけではない。仕事に行かなくなると社会生活が狭まり、人付き合いが制限されることにも不安があるとのことだった。

援助の経過

　心理士はJに地域包括センターに相談に行き介護保険を活用して介護サービスを受けることを勧めた。精神科の主治医からも介護サービスを受けることを勧められ、かかりつけの内科医を受診し介護認定の診断書を作成して

もらうことになった。Jの母親は要介護1の判定を受け、地域包括のケアマネジャーと相談の上、週に3回、訪問介護を受けることが決まった。その他、食事の宅配サービスの利用も始めることになった。**ショートステイ**の利用については、Jの側に少々心理的な抵抗があったが、心理士と話す過程でいずれは利用することになることを納得し、時々活用するようになった。

　こうした経過の中で、Jの不眠と抑うつは少しずつ軽快していった。介護サービスを受け初めて3か月たった頃には、精神科初診時の頃を振り返り、自分がかなり追い詰められて極端な考え方をしていたことを自覚したと話した。仕事と家庭での介護だけの狭い生活、慢性的な睡眠不足がJを追い詰めていた。

　Jは仕事を続けながら母親の世話を続けている。母親は今でも時々夜間せん妄を起こし、救急外来に行くことがなくなったわけではないが、以前に比べれば頻度が大幅に減っている。Jは疲れがたまってきたと自覚すると積極的にショートステイを利用している。生活が安定してからも月に1回程度、精神科を受診し、主治医の診察を受け、心理士と面接をしている。月に1回、ここに来て話すことがよい区切りになっているとのことである。

ショートステイ
介護者が一時的に介護できないとき、あるいは介護者の肉体的・精神的負担を軽減するために被介護者が短期間施設に入所すること。高齢者だけでなく乳幼児や児童の場合にも活用される。

考察

　高齢の母親が病気になり、認知機能も低下して介護が必要になって、離職を考えた中高年男性の事例である。Jがここまで追い詰められてしまった背景には、おそらくは生活歴と関係する母親の介護を他人に任せることへの強い抵抗感があったと思われる。心理士が介護サービスの提供を受けることを中心に話しながら、少しずつこの抵抗感を軽減することを試みたのが功を奏したと思われる。

　この事例では母親の要介護度は1であって、現時点ではJが仕事をしながら在宅で介護できている。しかし、母親の認知症が進行し、行動・心理症状が出現すると、Jは就労を続けようとすれば母親の施設入所を検討しなければならなくなる。そのときには心理的葛藤が再燃するかもしれない。

　この事例からは離れるが、適当な入所先がなく、あるいは家族が費用負担できなければ自宅で家族が介護するしかないため配偶者や子どもが離職せざるをえず、いっそう経済的に困窮するという悪循環が生じてしまうことがある。こういう場合は**ケースワーク**的な動きが必要になる。本来ケースワーカーが担う仕事であろうが、社会福祉への橋渡しを心理士が担うことが求められる場合もあるだろう。高齢者に関わる心理士は介護サービスを含めた社会福祉に関してある程度の知識をもっていることが必要だと思われる。　　　　　　　　（野村俊明）

ケースワーク
肉体的・精神的・社会的なハンディキャップのため社会生活上の困難を抱える個人や家族を対象に、社会福祉などの資源を活用して支援しようとすること。

事例11 若年性認知症の事例（アセスメント、職場への説明、理解）
－相談初期の対応と多職種連携－

キーワード 産業医｜ノーマライズ｜神経心理学的検査｜
認知症施策推進総合戦略（新オレンジプラン）｜予防｜労働安全衛生法

ケースの概要

　Kは50代男性。高校卒業後、鉄道会社に入社。営業業務にあたった後、事務業務へ異動。以後、総務の業務を中心に行ってきた、勤続30年を超えるベテランの社員である。真面目な性格でコツコツと手堅く仕事をこなすため、周りからの信頼も篤く、人付き合いは多くはないが良好である。

　2年前にこれまでの実績を買われ、新規部署の立ち上げに参加した。新規体制の整備や他部署との調整により、多忙な状態が続いた。その後、職場全体の業務が落ち着いてきた頃のある日、Kの上司から産業医へKについて相談の連絡が入った。

　上司によると、「以前のKと比べて様子がおかしい。頼んだことや会議の日程を忘れることがある。最初は偶然かと思ったが、頻繁にあるので本人に注意をしても、改善される様子がない。一方で、同じことを繰り返し確認してくる。時折ぼんやりとした表情で、仕事の手が止まっている様子もみられる。人が変わったようであり、うつ病なのではないか」ということであった。産業医は上司にKとの産業医面談を設定するように助言し、Kは産業医と面談を行うことになった。

　産業医面談において、既往や経過、生活の様子などが確認された。するとKから、「最近は疲れやすく、気をつけているつもりでも忘れることがある。前より覚えにくいことはあるかもしれない」といった話が報告された。

産業医
労働安全衛生法に定められた、労働者の健康管理などを行うのに必要な医学に関する知識について一定の要件を備えた医師のこと。常時50人以上の労働者を使用する事業場では、産業医が選任され、労働者の健康管理などを行う。労働者の健康を確保する必要があるときは、事業者に対し、労働者の健康管理などについて必要な勧告を行うことができる。

そこで、産業医はKに医療機関の受診の必要性を含めて検討するため、社内の臨床心理士による心理アセスメント面接の実施を提案した。Kは同意し、心理アセスメントを受けることになった。事前の産業医と臨床心理士との検討では「抑うつ症状の評価に加えて、現症や年齢を踏まえると、認知機能の面での評価も必要。その上で、適切な医療機関への紹介状を作成する」ことが話し合われた。

見立て

アセスメント面接時のKは、身なりは整い、疎通性は悪くないが、表情は硬く、言葉少なであった。緊張した様子であり、その点に支持的に声をかけると、Kから「先生に勧められてきたが、はじめてのことで緊張している。何をするのか、今後どうなるのか心配」ということが話された。そのため、緊張や心配についてノーマライズを行い、今後の見通しや面談で予定していることについて説明し、アセスメント面接が職場のためだけでなく、Kの問題の解決にもつながることを話し合った。

Kからは「自分でもよくわからないうちに、周りに迷惑をかけることは申し訳ない。自分でもどうしたらよいかわからない。何かわかるなら受けてみたい」ということであった。面談では、これまでの情報の確認に加えて、抑うつや不安といった精神症状の評価や神経心理学的検査を実施した。また別に上司に対して、現場での出来事について具体的に質問を行った。すると、1年前から書類作成での不備や物品の紛失が増えていること、職場のある部屋を間違え、別の職場に行ってしまうことなどが明らかになった。

ノーマライズ
ソリューション・フォーカスト・アプローチの技法の一つ。ある出来事に対するクライエントの反応、特に怒りや不安などの感情に対して、その反応は正常で、当然の反応であるという支持を示すこと。アセスメント面接など、はじめて医療職との面接を行う時、クライエントは不安や緊張などのさまざまな感情を抱えている。それらの感情を丁寧に扱うことが、その後の問題解決に向けた、落ち着いた話し合いにつながることが多い。
（→56ページも参照）

神経心理学的検査
言語・思考・認知・記憶・行為・注意といった高次脳機能について定量的な評価を行うために用いられる心理検査の一群。知能検査と呼ばれる全般的な知的機能を評価するものや、前頭葉機能検査や記憶検査、言語機能検査と呼ばれる特異的な脳の高次機能を評価するものなど、さまざまな検査がある。

　検査結果からは、疲れやすさや集中困難を主とした軽
度抑うつ状態と認知機能の異常が認められた。特に認知
機能に関しては遅延再生と図形模写の異常が認められた。
これらの結果を産業医に報告し、今後の対応について検
討した。その結果、器質性疾患との鑑別のため、専門の
医療機関において鑑別診断の必要性があることが共有さ
れた。

　Kへの説明では、産業医から状態の説明と精密検査を
受けることの勧奨がなされた。またKの同意の上で、K
の家族に連絡をとり、これまでの経緯を説明し、受診に
付き添ってもらうように手配を行った。

　その後、Kとその家族は専門の医療機関を受診。採血
検査や脳の画像検査、神経心理学的検査を受け、その結
果、「若年性アルツハイマー病の疑い」と診断された。

援助の経過

　医療機関からの診療情報提供書を受け、今後の対応に
ついて人事労務担当者、上司、産業医、臨床心理士での
検討が行われた。医療機関等の結果から、Kには遂行機
能や記憶機能の低下は認められるが、短時間の作業処理
能力は比較的保たれている所見があり、臨床心理士は改
めて産業医に対し、症状や就業に関する意見を伝えた。
これを踏まえて産業医は人事労務担当者と上司に対して、
就業上の措置について指導を行った。これにより、Kは
企画などの複雑なコミュニケーションを必要とする業務
から、運営上より安全で、以前在籍していた慣れのある
職場へ異動し、総務業務のサポートを行うといった比較
的単純な作業に業務内容を変更することになった。

　異動後しばらくすると、一部のKの同僚から保健師に

対して、Kの業務遂行に対する不安の相談が入るようになった。同時期に上司から産業医に対して、Kの同僚への対応について相談の連絡が入った。これに対して上司、人事労務担当者、産業医、保健師、臨床心理士により対応が検討され、本人と家族の同意を得て、同僚たちへの認知症に対する心理教育や認識の共有が図られた。

その後、職場においてKを支えながら、今後の病状進行に伴う機能低下にあわせた休養の時期について、K、家族、上司、人事労務担当者、産業医、主治医を中心に相談や検討を行っている。

考察

早期診断早期対応

2015年に厚生労働省により公表された**認知症施策推進総合戦略（新オレンジプラン）**は、若年性認知症施策の強化として、早期診断と早期対応（二次**予防**）の推進が掲げられており、企業内での対応においても、重要な指針である。早期診断と早期対応によって社員やその家族は、病状の進行を早い段階で抑えることができ、より長い就労期間の継続や病気に対する理解、その後の介護や福祉的な支援について考える時間を確保できるようになる。企業にとっては、企業活動の安全性を確保することに加えて、本人やそれを支える職場全体の作業効率の低下や労働災害発生のリスク低減をはかることができるようになる。

本事例は、支援内容の骨子を損ねないように構成した架空の事例であるが、相談初期に認知症の鑑別・対応のために適切な医療機関へ本人をつなげ、職場での就労継続につなげた事例である。

認知症症状の中には、精神運動の制止や注意障害などのうつ病に類似した症状があらわれることがある。このため発症

認知症施策推進総合戦略（新オレンジプラン）
日本において、今後増加すると推計されている認知症の人への対応として、政府が策定した対策である。「認知症の人の意思が尊重され、できる限り住み慣れた地域のよい環境で自分らしく暮らし続けることができる社会の実現を目指す」ことを基本理念としている。
（→165ページも参照）

予防
公衆衛生学の一分野である産業保健の領域は、予防の観点に基づいて実践がなされている。予防医学においては、予防の概念は3つのレベルに分けることができる。一次予防は、疾病の発生を未然に防ぐことであり、生活習慣や環境の改善、健康教育による健康づくり、予防接種などがこれにあたる。二次予防は、疾病の早期発見と早期対応であり、発生した疾病をできるだけ早期に発見し、診断や治療につなげることで、疾病の重症化を防ぐことである。三次予防は、リハビリテーションであり、合併症や後遺症、再発の予防や社会復帰支援が含まれる。
（→77ページ「一次予防」「二次予防」「三次予防」も参照）

初期にうつ病と間違われ、適切な認知症への対応が遅れてしまうことがある。2009年に実施された厚生労働省による調査結果では、若年性認知症患者の推定発症年齢の平均は51.3±9.8歳と報告されており、特に中年期周辺のアセスメントを実施する際には、常に器質性疾患の可能性を考慮して行うことが重要である。

関係者間の連携

　企業内での支援において関係者は、当事者だけでなく、産業医や保健師、主治医などの医療専門職に加え、人事労務担当者や職場管理者、同僚などの企業内の職員、当事者の家族といった多岐にわたり、それぞれとの連携協力が必須である。主治医は支援の根拠となる診断と対応に関する意見を提供し、人事労務担当者は会社全体の支援体制の整備や適正配置の検討、職場管理者は当事者に対する直接の労務管理上の支援や同僚との調整を行う。場合によって、同僚への心理教育的な関わりや個別の対応が必要になることもある。

　また社員の家族とは、治療状況や職場の状況の情報共有、支援協力のため、早い段階から関係をつくることが重要である。認知症はその疾患の特徴から、経過とともに当事者の機能低下が進行し、就業困難な状態に陥る。療養や退職、その後の支援への過程ができるだけ良好に進むように相談し、支援していくことが望ましいと考えられる。

　そして、**労働安全衛生法**に基づいて行われている産業保健の領域において、特に産業医が選任されている企業では、産業医のマネジメントのもと、情報共有や意見調整を行い、関係者と連携をとることが重要である。法的な根拠をもって労働者の健康管理への指導・助言を行う産業医と協同することにより、より有効に当事者や職場に働きかけることができる。

　このように企業内での支援を行う上では、多くの関係者と適切に連携できるように、関係を構築していくことが必要である。

（森脇正弘）

労働安全衛生法
職場における労働者の安全と健康の確保と快適な職場環境の形成を目的として制定された法律である。その手段として、主に労働災害の防止のための危険防止基準の確立、責任体制の明確化、事業者の自主的活動の促進を掲げ、その規定について定めている。労働安全衛生法は産業保健活動において基本となる法律であり、この法律に基づいて、職場の作業環境や作業の管理、健康診断や健康教育といった健康管理に関する活動が行われる。

参考文献

厚生労働省 (2009)『若年性認知症の実態等に関する調査結果の概要及び厚生労働省の若年性認知症対策について』.

厚生労働省 (2016)『認知症施策推進総合戦略〜認知症高齢者等にやさしい地域づくりに向けて〜（新オレンジプラン）』.

ディヤング, P.、バーグ, I.K.(著) 桐田弘江・住谷祐子・玉真慎子 (訳) (2016)『解決のための面接技法　第4版──ソリューション・フォーカストアプローチの手引き』金剛出版.

独立行政法人高齢・障害・求職者雇用支援機構障害者職業総合センター (2016)『若年性認知症を発症した人の就労継続のために』

中島健二・天野直二・下濱俊・冨本秀和・三村將 (2013)『認知症ハンドブック』医学書院.

和田攻・森晃爾 (2013)『産業保健マニュアル改訂6版』南山堂.

事例12 家族介護者の心理教育
－認知症の家族介護者の集団心理教育プログラム－

キーワード デイサービス｜認知行動療法｜自動思考｜予防給付｜介護給付

ケースの概要

　L（女性、77歳）。夫（83歳、アルツハイマー型認知症）。夫はX-2年頃よりもの忘れが頻回になり、Lに同じことを何度も確認をするようになった。X-1年、深夜、Lが寝ている間に、夫はパジャマ姿で家庭用スリッパを履いて近所のコンビニエンスストアに出かけてしまった。店員が様子のおかしいことに気づいて警察に連絡し、警官が夫を自宅まで送り届けるという出来事があった。この頃から、Lは「夫は認知症なのかもしれない」と心配するようになった。X年、Lは夫のもの忘れがひどいことを心配して夫に運転免許の返納を勧めたが、夫は頑なに拒否した。Lは息子に相談し、息子が「運転免許を更新するなら受診をするように」と本人に強く勧めたところ、夫は渋々専門医を受診し、そこでアルツハイマー型認知症の診断を受けた。その後もLが買い物に出かけている間に、夫が一人で外出してしまい帰り道がわからなくなってしまうことが何度か続いた。Lは「夫を一人で家に置いておくと、とんでもないことが起こるかもしれない」と考えて、趣味の油絵教室やコーラス教室に通うことをやめてしまった。Lは一人で介護することに限界を感じて地域包括支援センターに相談し、認定調査を受けたところ、要介護2と認定された。担当のケアマネジャーから、「ご主人はデイサービスに通ってみるのはどうか」と助言され、夫とデイサービスの見学に行ってみたところ、夫はひどく不機嫌な様子で帰宅し、「デイサービスに通うくらいな

デイサービス
デイサービスは通所型介護であり、施設に通い、日常生活上の支援や機能回復のための訓練やレクリエーションなどを行う。

ら家でテレビを見ていた方がましだ」と通所を嫌がった。その様子を見て、Lは「やっぱり自分で面倒を見なければならない」と考えるようになった。

見立て

　Lは生真面目で責任感の強い性格で、何事もきちんとやりたいと考えるタイプであった。夫がアルツハイマー型認知症の診断を受けたことで、Lは「夫のことは自分が最後まできちんと面倒を見なければいけない」という考えをよりいっそう強くした。一方で、「自分が体調を崩したら、この先どうなってしまうのだろう」と将来に対する不安を募らせていた。趣味や習いごとをやめてしまったため、友人との交流も減少し、自宅で夫と過ごす時間が長くなった。夫から日に何度も同じことを尋ねられたり、夫がLの姿を探し回る様子を見て、Lは「息が詰まるようだ」と感じ、ストレスを溜め込むようになった。息子夫婦は遠方に在住しているため、物理的に介護を手助けすることは難しく、Lが主たる介護者であった。

援助の経過

　夫の定期受診の際に、Lは主治医から「介護をされているご家族向けの心理教育のプログラムがあるので、受けてみたらどうですか？」と勧められた。Lは「認知症の介護について、何か知識が得られるのであれば」と考え、思い切ってプログラムに申し込むことにした。
　プログラムはグループ形式で（90分×月1回、計5回）、1回目は「認知症の基礎知識」、2回目は「介護者のストレス」、3回目は「認知行動療法」、4回目は「社会資源の活

用」、5回目は「認知症の方への接し方」という内容であった。各プログラムは、講義や演習、参加者同士の体験の分かち合いで構成された。

　1回目は認知症に関する基礎知識を学んだ。認知症と加齢によるもの忘れの違い、認知症の症状や経過、認知症の薬物療法や非薬物療法などについて講義を聞いた。Lは認知症に関するテレビ番組はなるべく見るようにしていたが、情報が多過ぎて何を信じたらよいのかと不安になることもあった。講義で正しい情報を得ることができて、少し頭が整理できたように感じた。プログラムの後半は介護の体験を共有する時間であった。涙ながらに介護の苦労を語る参加者もいれば、あっけらかんとユーモアを交えて介護の様子を話す参加者もいて、Lは驚きを感じるとともに、「介護を経験しているのは自分だけではないのだ」と感じた。

　2回目は介護ストレスがテーマであった。「どのような介護場面でストレスを感じますか？」とスタッフから尋ねられた際、Lは「日に何度も同じことを尋ねられた時。つい怒鳴ってしまうのだが、夫が困った表情を浮かべるのを見て我に返り、自分を責めてしまう」と発言した。他の参加者がLに共感を示してくれたことで、Lはホッとして少し気持ちが楽になるのを感じた。また、別の参加者が「うちではテレビの横にホワイトボードを置いて1日の予定を書いている。そうすると、本人もそれを眺めて予定を確認しているようだ」と教えてくれた。それを聞いて、Lは、「帰りにホワイトボードを買って帰ろう」と考えた。

　3回目は**認知行動療法**について学んだ。自分の考え方のクセを振り返ったり、介護でストレスを感じた時に考えていること（**自動思考**）と気持ち・行動の関連について

認知行動療法
認知行動療法は、現実の受け取り方やものの見方（認知）に働きかけたり、問題解決に向けた対処を行うことで、抑うつ感や不安感の軽減を図る心理療法である。
（→45ページも参照）

自動思考
自動思考は、私たちがある状況に置かれた（または出来事を思い出した）際に、心の中を素早く通過する認知（考えやイメージ、記憶）である。

予防給付
要支援1、要支援2の認定者が対象となり、都道府県が指定・監督を行う訪問、通所、短期入所等のサービス、および市区町村が指定・監督を行う介護予防支援がある。

介護給付
要介護1〜5の認定者が対象となり、都道府県が指定・監督を行う居宅サービス（訪問、通所、短期入所）、施設サービス（介護老人福祉施設、介護老人保健施設、介護療養型医療施設）、市区町村が指定・監督を行う地域密着型介護サービス等がある。

学び、気持ちを軽くする考えを探る演習を行った。Lは、自分は「べき思考」が強く、「自分一人で頑張らなくてはならない」と考えて、肩に力が入っていたことに気がついた。

4回目は社会資源の活用方法についてであった。介護予防・生活支援サービス事業、介護保険サービス（予防給付・介護給付）等について、具体的なサービス内容やサービスを受ける方法等に関する講義を受けた。Lは、「夫にデイサービスを勧めたのだが、本人が参加を嫌がってしまう。うまく利用できれば、本人もいろいろな人と関われるし、自分も少し息抜きができるのだが」と相談をしてみた。すると、他の参加者やスタッフから「デイサービスの内容は施設によって異なる。ケアマネジャーに相談して、別の施設も見学をしてみたらどうか？」「主治医から本人に勧めてもらうのはどうか？」「男性を中心としたデイサービスもあるので活用してみては？」など、情報やアドバイスをもらうことができた。Lは、「もう一度、ケアマネジャーに連絡をとってみよう」と考えた。

5回目は、認知症の人への接し方について学んだ。認知症の人の心理を学んだり、接し方のコツを示したDVDを見たりした。「先の予定を知らせるとかえって不安になって確認を繰り返してしまう人もいる。出かける予定がある時は、あえて何日も前から伝えずに、当日に伝える方がスムーズに運ぶ場合もある」と聞いて、Lは、「早速、試してみよう」と考えた。

プログラム終了後に、隣席の参加者に「最終回なので、お茶でも飲んで帰りませんか？」と誘われて、久々に喫茶店に入りおいしいコーヒーを飲んでおしゃべりをしたら、気持ちがとても軽くなったのを感じた。

考察

心理教育

　心理教育は、受容しにくい問題をもつ人たちに、正しい知識や情報を心理面へ十分配慮しながら伝え、病気や障害の結果もたらされる諸問題・諸困難への対処方法を習得してもらうことで、主体的な療養生活を営めるよう援助する技法である（蒲田, 2004）。困難を十分に受け止められるように援助するとともに、困難を乗り越えるスキルを習得すること、現実に立ち向かう力をつけること、困難を解決できるという自信や自己決定・自己選択の力を身につけること、リハビリテーションプログラム等の援助資源を主体的に利用できるようになること等を目指している（蒲田, 2004）。Lは心理教育プログラムへの参加を通して、認知症に関する正しい知識を得たり、居宅周辺地域で活用可能な社会資源を知ったり、認知症の人に対する接し方のコツ等を具体的に学ぶ体験をした。また、演習を通して、ストレスを溜め込む自分の考え方や行動のパターンを振り返ったり、介護者が自分の時間をもつ大切さに気がつくことができた。

集団療法

　Lが参加した心理教育プログラムは、集団形式で実施された。集団療法の特徴（Yalom & Vinogradov, 1989）としては、同様の苦痛を抱えた参加者との交流を通して、自分が抱えている問題には普遍的な部分があり、他者と分かち合える部分があることに気づくことができる点が挙げられる。また、参加者同士が適切な情報を伝達し合ったり、他の参加者の行動を模倣できることも集団療法のメリットといえる（Yalom & Vinogradov, 1989）。そして、参加者が互いにサポートし合うことを通して、「自分は他者の役に立っている」と感じることは、自尊心の向上にもつながる。プログラム参加前、Lは将来の不安を抱え、日々の介護のストレスに圧倒されていた。しかし、プログラムへの参加を通して、「介護経験をしているのは自分だけでは

ない」と考えるようになったり、他の参加者の介護の工夫を学び、自らの介護に取り入れようとした。これらの変化は集団療法の効果であるといえるだろう。

（田島美幸・吉原美沙紀・岩元健一郎・藤里紘子・原祐子）

参考文献

浦田重治郎（2004）「心理教育を中心とした心理社会的援助プログラムガイドライン──厚生労働省精神・神経疾患研究委託費13指2　統合失調症の治療およびリハビリテーションのガイドライン作成とその実証的研究」.

Yalom I. D. & Vinogradov S. (1989). Concise guide to group psychotherapy. Washington, DC : American Psychiatric Press. （川室優（訳）（1991）『グループサイコセラピー──ヤーロムの集団精神療法の手引き』金剛出版）

事例13 家族会
－地域の介護者の会での支え合いによる介護者支援－

キーワード 家族会｜介護者の会｜介護者サポーター｜地域の介護者支援｜
セルフヘルプ・グループ

本節では、介護者が置かれている困難な状況の諸側面に対応する支援として、地域の**家族会**（以下「**介護者の会**」、または「会」とする）における支え合いの重要性を考える。

会の目的と概要

●介護者への支援の必要性

認知症をもつ家族を介護している介護者へのサポートはなぜ必要なのだろうか。介護者が置かれている困難な状況・介護負担は人それぞれ独自なものではあるが、以下で大きく3点に分けて概観して考える。

A.介護労働の多面性とストレス

介護者は、介助労働に加えて、自分の気持ち・時間・注意のアンテナを要介護者に始終注いでいる。常に見守って応答体制でいる。そして、要介護者が安心できるような言動・対応をしている（感情労働）。また、介護には、諸々のマネージメントが含まれる。介護サービス・医療などに関する情報収集や専門職との相談、本人や家族による選択、そして、諸手続き、段取りを踏んだ実施（たとえばデイサービスへのスムーズな送り出し）、専門職とのやりとりと気遣い、などである。また在宅でも、施設入居でも、介護には要介護者が変わっていってしまうことへの喪失感・哀しさ・空しさ、そして、看取りなど将来への不安・思案が伴う。一生懸命やっていてもこれでいいという確信がもちにくく、よしと思えてもまた状況が変

家族会
精神疾患その他個別の疾患の人をケアしている家族が、集って語り合う会である。情報交換し学び合い、互いに支え合うことができる。

介護者の会
介護者（ケアラー）とは、疾病・障害などで介護・看護などが必要な人をケアする人である。介護者の会でいう「介護者」は、職業的介護者（専門職）ではなく、家族・親族などをほぼ無償で介護している人（インフォーマル・ケアラー）を指している。認知症をもつ人への介護では、家族会よりも介護者の会という表現の方が比較的多く使われている。

感情労働
相手のニーズに合わせて自分の感情を管理して表出・抑制して対応することで対価を得る労働である（ホックシールド（1983）の概念）。看護師・保育士の対人援助職や客室乗務員などに見られる。介護者は、要介護者の安心な心的状態を作り出すために、自分の感情・言動をコントロールして、相手にとって良いものを提供している。

わるなど、気持ちの安まるときがなく、ストレスが溜まりがちとなる。

B. 介護者自身のセルフケアと自分らしさ維持の困難

　介護者自身の人生・生活の面では、自分自身のための時間が浸食されて自分に向けるエネルギーが枯渇しやすい。自分自身をケアするのが難しい。また、自分自身の人生行路を変えざるをえない時には気持ちのやりくりに苦しみ、先の見通しがたたない不安、将来に向かう時間の流れが停滞した閉塞感ももちやすい。なお、要介護者に対して思わずとった自分の言動のために自己イメージが傷つくこともある。あるいは、要介護者への共感の連続の中で自分の"普通"の感覚が不確かになることもある。

C. 人や社会のつながりにおける危機

　介護の開始は、家族（広く身内）の皆にとって危機的な状況である。ケアの役割分担を組み直し、医療・介護についても選択・意思決定しなければならない。意見・価値観が違うときの通じなさ・配慮不足から、互いに不信感をもつなど問題が起こりやすい。もともとの家族関係にあったもつれた問題も表面化しやすい。介護には家族関係や経済状況が大きく関係するので、外の人には話せないことも多い。また、そもそも介護経験のない人には理解されにくい。このようなことから、人とのつながりが阻害されて社会的に孤立しやすい。

　A〜Cような危機的状況が続いているため、介護者には支援・サポートが必要である。

●介護者の会の概要

　認知症をもつ家族の介護者が集う会には、大きく分け

て、心理教育的な会とセルフヘルプ・グループ的な会が
ある。心理教育的な会の多くは医療機関・施設・行政な
どが主催し、認知症や要介護者の言動（周辺症状など）に
ついて理解を深め、要介護者に対してより良く対応でき
るようになるための講演が行われる。それに続いて茶話
会・交流会が開かれることが多い。セルフヘルプ・グルー
プ的な会では、介護負担を抱えている介護者が、同様の
経験をしている者同士で集い、語り合い・聴き合い、支
え合って、ストレスが軽減され、また、参考になる情報
やヒントを得ることなどをめざしている。いずれにして
も、会のあり方や成り立ちは多様である。本節では、セ
ルフヘルプ・グループ的な会に焦点を当て、実例として、
筆者が11年参加しているある介護者の会（M会）を取り
上げる。（筆者は、サポーターへのアドバイザーとしての参加。）

　M会は2005年12月に開設された。毎月1回、定例の日
程・場所で開催され、参加介護者は毎回4〜12人で、継
続的に参加する人も多い。開設当初から参加している人
たちもいる。サポーター（後述）4人、地域包括支援セン
ター職員1人、筆者をあわせて、毎回10数人が集ってい
る。年間の延べ参加人数（2014年度／2015年度）は、介護
者105／86人、参加者全体185／160人。介護者の年代は
30、40〜80代。介護状況は、親世代・配偶者・きょうだ
い・叔母などの介護で、介護度は要支援〜要介護5。在
宅介護（同居、二世帯住宅、同敷地内、近距離、遠距離）、ま
たは施設入居中など。看取り後の参加もある。新規参加
は、地域包括支援センターや参加介護者からの紹介、認
知症カフェ参加者などである。大部分は近隣地域在住で、
他区市からの参加もある。会は、サポーターの司会のも
と約2時間、近況や主に介護に付随する悩み・不安など
を語り合い、聴き合っている。情報交換も行われる。話

心理教育
疾患や問題を抱えた当事
者・家族への支援プログ
ラムとして、病気・治療法
や問題についての正しい
知識と、有効な対処法を
伝え、その習得を支援す
る。個別の治療などの中
で行われることも、同様の
問題を抱えた人たちが集
まる形式のものもある。後
者では交流や支え合いも
目的とされる。

セルフヘルプ・グループ
自助グループと訳され、サ
ポートグループという言い
方もある。同じような困難
をもった人たちが、専門職
に任せずに自発的に集ま
って、対等な関係の中で
相互に助け合ってその課
題に取り組んでいく相互
援助のネットワーク。早くか
ら、さまざまな障害や問題
に関する家族や当事者
の会が立ち上がっている。
本論と関係する最大のも
のとしては、公益社団法
人認知症の人と家族の
会があり、家族の集い、相
談事業、調査・研究、広め
伝える活動や、国や自治
体への要望、などを長年
進めている。

したくないときは話さないでよい、ここでの話は他言しないなど、安全な場となるために皆で守るルールをもっている。厳しい状況の話に皆で真剣にひたすら耳を傾けることも、厳しい話の中のたくまざるユーモアに大笑いが起こることもある。また、介護に関係ない話題で盛り上がることもある。

介護者の会への支援状況

●介護者サポーターによるサポート

介護者自身が会を定例的継続的に開催して運営するのは難しい。そのため、M会の会場設営・茶菓準備・参加費徴収・司会などは、NPO法人杉並介護者応援団（以下「応援団」）がサポートしている。応援団は、"誰もが、いきいきと・安心して・自分らしい暮らしを続けることができるような地域でありたい・そういう地域を作りたい"という目的をもって、認知症家族支援事業はじめ広範な活動を展開している地域密着型のNPO法人である。その会員が介護者サポーター（以下「サポーター」）として、2017年現在M会を含む区内11箇所の介護者の会を支援している（杉並介護者応援団, 2015；杉並介護者応援団, 2016）。応援団のサポーターは、介護経験のある人・介護中の人・看取った人も多く、60〜70代で、男性より女性が多い。サポーターは、会へのより良いサポートを求めて活動している。そのため、研修し（無藤・北原, 2012）、また介護経験についての調査を行って会の役割を再認識した（杉並介護者応援団, 2014）。さらに、会へのサポート活動について、サポーター自身の言動を検討対象として振り返って話し合う検討会を3年間行った（無藤・杉並介護者応援団, 2015）。

介護者サポーター
主に認知症介護の分野で、介護者をサポートする人を介護者サポーターと呼ぶ。介護者応援ボランティアという言い方もある。行政、NPO法人などが短期の養成講座を行っている。養成後の具体的な活動としては、介護者の会や認知症カフェへの支援など。傾聴活動をしている所もある。

●介護者の会のサポートにあたって、サポーターが大切にしていること

　会への支援状況として、"サポーターはどういうことを大切にしながら会をサポートしているか"という切り口から要点を述べる。以下は、サポーターへの面接調査と、上記のサポーターについての検討会合において話された内容のポイントである（無藤, 2017）。

（a）参加者がどう感じるような会でありたいか――話を聴いてもらえた・誰かに伝わったと思える会。来てよかったと感じてほっとする会。その場で解決はしなくても何らかの救いになる会。

（b）介護者の会がどのような場でありたいか――とにかく参加者が主体の場。それぞれの参加者の独自な気持ちや考え方・意向が大事にされる場。参加者同士が自然に支え合える場。地域の中で支え合う場。

（c）参加者とサポーターはどういう関係でありたいか――信頼関係、同等性など。

（d）サポーターとしてどうありたいか――どの参加者も十分に話せるように、参加者同士が話し合えるように、また、参考になることを伝え合うこともできるようにと、気を配っている。百人百様という感覚を大事にしている。心持ち・状態・状況の"語られていない部分"にも思いを巡らして大切にしたい。普通の話や笑いも大切にしたい。一期一会という感覚をもつ、などである。

　全体として、会が"参加者誰もが生き生きと・安心していられる場""参加者同士で自然な交流や支え合いが起こりやすい場"となるよう配慮してサポート活動が行われている。なお、上記の"同等性"については次のよ

うに語られた。「支援と言ってしまうけれど、本当は応援。サポーターや司会は一つの役割。……地域で生きている同じ存在として、地域住民が支え合えることをしたい」。このように、"援助する人／援助される人"の枠にはまらない"お互い様"という感覚も、サポーターに特徴的である。

介護者の会の意義

　介護者の会の効果・意義について、〈参加介護者が感じている"会の意味"〉を通して考えてみたい。介護者が会の中で自然発生的に（ことさら尋ねられてではなく）語った"会の意味"の、主なものは次の通りであった。（筆者のメモによる。メモと本論執筆について了解を得ている。括弧内はここ数年の参加介護者の言葉の要点。）

①聴いてもらえて——気持ちが軽くなった（わかってもらえて気持ちが軽くなった／吐き出せて心が軽くなった／泣いてすっきりした）。ほっとした（聴いてもらえて・わかってもらえて、ほっとした）。助かった（介護について家族以外に初めて話せた／他所で言えない胸のつかえを聴いてもらえた）。
②他の人の具体的な話を聞けて参考になった——対処方法の工夫・ヒントや、機関・施設や介護用品について有益な情報を得ることができた。選択肢がはっきりした・選択肢を家族に提案できた（会で出た話として、自然に良いタイミングで選択肢を家族に伝えられた）。
③見通しがもてた——これからの予測や覚悟ができた（今後いろいろあるんだろうなとわかった／覚悟ができた）。視点が広がった（人が生きることはいろいろなことがあると勉強した／こういうふうに明るく介護できるんだとモデルができた）。

④毎月会うことで区切り・目当てができる――（会は毎月の区切りで、楽しみ／落ち込んでも月に1回話すことで解決してきた）。

⑤普段はできない"普通の"会話ができる、笑える――（ここでは、まともな話をできる／社交的な会話ができる／普段はありがとうございます・よろしくお願いしますばかりになっているが、ここでは"何でもない普通の会話"ができる／笑いで終わるこの会が好き）

⑥自分自身のことを話せる――（ここが自分のことを話せる唯一の場になっている）

⑦自分を認めてもらえる――（他に話せる人・わかってくれる人はいなかった。ここでは皆さんが、よくやっている・頑張っているよねと言って認めてくれた。こうしている私を認めてもらいたくて、ここに来ていたんだと思う／笑い飛ばしてくれる、そうするとなぜか、私ってよくやっているよねと思えた）

⑧他の参加者の役に立ちたい――（自分が体験してきていることをお話しして、少しでも役に立てたらと思う）

⑨人とのつながりがもてる――（この会でみなさんに会うのがとにかく楽しみ／つながりができて有り難かった／ひとりで悩まないでいいんだと感じた）

⑩行動が広がるきっかけ――（ここで知り合った人と一緒に別の場に参加／ここで聞いた行事に参加）

⑪地域のつながり――（私自身の老後を考えると、地域の方々が財産・宝物と思う）

などである。

　会に参加しても、期待したほどにはわかってもらえなかったと感じた人・回もあったであろうし、ベテランの話が参考になると同時に、これから大変なことが起こるのだと感じてそういう話を耳にしたくないときもあった

かもしれない。しかし、介護者が語った "会の意味" からは、会が参加者にとってどのような点で安全な場・大切な場・意味ある場となっているのかを知ることができた。

　これら①〜⑪はもちろん絡み合っているのだが、あえて次のように整理してみる。──まず、①は、語り・聞いてもらうことのもつ基本的な支え。②は、より良い対処方法や方向性へのヒントを得ること。③④は、見通しや将来へ続く時間感覚や生活リズムにつながる（時間の閉塞感が変わる）こと。そして、⑤⑥は、普通の自分自身を感じ取り・取り戻すことと言えよう。⑦は、自分が認められること。さらに、⑧〜⑪は、人とのつながりの広がりと社会的孤立の低減、および、相互の支え合い（ケアされた人がケアする人にもなる）という意味があると語られていると考えられる。

考察

　介護者へのサポートとして、気持ち・心へのサポートと、実際的なサポート（有益な情報、実際的な手助けや、介護者が休んだり一人になれる時間を確保できるシステムなど）は、必須である。それは主に、介護者の困難のAに対応する。それらに加えてここでは、以下の2点を強調したい。

●介護者が自分自身を感じ取る・自分が認められるというサポート

　前述のBの困難から考えて、介護者が普通の自分自身を感じ取ること・取り戻すこと（⑤⑥）は大変重要である。また、自分が認められること（⑦）は、自分が自分を認めることにもつながるのではないだろうか。他者の役に立つこと（⑧）のもつ力も大きいと思われる。このような自分という存在自体が

より確かになることは、ケアの目的の根本と考えられる。この点、介護者の会の意味は大きい。

　介護者が自分自身を確かに感じて生きるのをサポートする"会の意味"から、専門職・支援者として学べる点がある。（介護者をどういう存在だとみるかの4類型（Twigg & Atkin, 1994）を参考にして考えている。）介護者にもケアが必要（要介護者だけでなく"介護者もクライエント"）という見方は以前より広まってきている。他方一般に、要介護者が一番辛いのだ、介護者が良い介護をすることは要介護者・介護者双方にとって良いことだ、という考え方は、もっともであるだけに根強い。要介護者を支える人（"要介護者のための資源"）、専門職と協力して良い介護をする人（"協働介護者"）という"良い介護者"像を、特に専門職は抱き、介護者に期待しがちではないだろうか。それがアドバイスや賞賛の中にあらわれて、介護者をさらに追い詰める場合もある（介護者カウンセリングで語られることから）。そのことから考えると、介護者が自分自身を感じ取る・自分が認められるという"会の意味"は、"介護者は自分自身の人生をもって今を生きている人なのだ"という観点を、専門職や社会が改めて自覚的にもつことの大切さを示していると言えよう。これは、心の問題としてだけでなく、介護者の生活と人生を包括的にとらえる視点でもある。介護者・要介護者双方の幸せを模索することを含めて、介護者の願いや意思をサポートしていきたいと考える。

●社会・地域とのつながりとなるサポート

　困難のCに対しては、地域でのサポートがもつ役割が大きい（無藤, 2012）。⑨⑩⑪からは、"地域の場で、継続的に、お互いに、語り合い・聴き合うこと"によって、社会的孤立が減り、人と人とのつながり・地域とのつながりが生まれうることが、読み取れる。このようなつながりこそ、地域の会、それも地域のサポーターがサポートする会の大きな意義と考えられる。地域のサポーターの途切れることのないサポートが

　もつ安定感は、介護者にとって地域が身近に感じられる一つ
の要因だと考えられる。
　最後に今後の方向として、サポーター養成も含め、どの地
域においても、介護者にとって介護者の会が身近な選択肢の
一つとなることが、切に望まれる。　　　　　　　（無藤清子）

参考文献
杉並介護者応援団 (2014)『介護経験についての調査報告書』.
杉並介護者応援団 (2015)『介護者の会支援状況——年報 杉並介護者応援団
　　2014年』.
杉並介護者応援団 (2016)『すぎなみ介護者の会支援状況——年報 杉並介護者
　　応援団2014年より』.
杉並介護者応援団・無藤清子 (2015)『介護者の会へのより良いサポートを求め
　　て——介護者サポーターと臨床心理士の「共同研究」報告書』.
無藤清子 (2012)「高齢者の家族介護者への支援——介護者カウンセリングと地
　　域による支援システム」『家族心理学年報』30, pp.106-120.
無藤清子 (2017)「高齢者の家族介護者を支援するサポーターと臨床心理士の協
　　働」『家族心理学年報』35, pp.76-90.

事例14 介護家族の理解と支援
－母親の徘徊に悩む家族の継続面談から－

キーワード 徘徊｜地誌的見当識障害｜徘徊・見守りSOSネットワーク構築事業｜
フォーマル・サービス｜インフォーマル・サービス

ケースの概要

　同居する母親のことで、街ぐるみ認知症相談センター
（以下「センター」）に訪れた50代夫婦。84歳になる母親
は、長年、夫婦でうどん屋を営んでいたが、店をたたん
だ10年前から相談者家族と同居している。2～3年経っ
た頃からもの忘れが見られるようになり、当初は時々電
気の消し忘れがある程度だったが、その数年後には5分
前に言われたことを忘れたり、心臓病の薬を飲み忘れた
りと、もの忘れが目立つようになった。そこで総合病院
神経内科を受診したところ、専門医からアルツハイマー
型認知症の診断を受け、認知症治療薬による治療が開始
された。その後しばらくの間は、相談者家族のサポート
のもと、これまでと変わらない生活を送っていた。しか
しある日、母親が夕方になっても戻らないことがあった。
その日のうちに近所の人に付き添われて帰宅したものの、
本人は事情を覚えておらず、まったく気に留めていなかっ
た。徘徊の懸念からデイサービス利用を開始したが、「疲
れるから行きたくない」と中断となり、夫婦は今後の対
応について相談するためセンターに来所した。

徘徊
認知症の行動・心理症状
の一つ。目的もなくうろうろ
と歩き回る行為と考えら
れ、見当識障害や不安・
ストレスが原因とされてき
た。しかし現在では、認知
症当事者の視点から考え
ると、そこには理由や目的
があることが知られている。

地誌的見当識障害
（地誌的失見当）
道に迷ったり、迷子になっ
たりすることで明らかとな
る。記憶障害や注意障
害、視空間認知障害など
が複合して生じる場合と、
街並失認や道順の障害
など単一の機能障害で生
じる場合とがある。

見立て

　母親は数年前から記憶障害が出現し、現在では服薬管理
など、生活の多くの部分でサポートを必要とする状態と
なっている。さらに**地誌的見当識障害**がみられることか

ら、母親の状態はアルツハイマー型認知症の中期と推察された。服薬治療は継続しているものの徘徊は続き、ケガや事故のリスクが懸念された。また、現在家族以外のサポートは乏しい状況にあり、主たる介護者である相談者妻（以下「N」）の負担が大きいことが予想され、両者への支援が急務であると思われた。

援助の経過

　初回相談では、徘徊への対応として再度デイサービスの利用を検討することを勧め、加えて自治体が設けている**徘徊・見守りSOSネットワーク**について情報提供を行った。またNへは家族会やコールセンターの紹介を行い、必要な時はいつでも利用するよう促した。2回目の相談ではNだけが来談し、早速徘徊・見守りSOSネットワークに登録したこと、母親の意向でデイサービスの利用はひとまず見送ったことが報告された。さらに新たな出来事として、母親の押し入れから缶詰や空のプラスチック容器などが見つかり、母親は「人からもらった」と繰り返したが、後日近所の店から商品を黙って持ち帰っていたことが判明した。その後もいつの間にか外出しては品物を持ち帰ることが続き、Nはその都度、店に出向いて謝罪して回っていた。先方の対応について聞くと、そこは母親が昔から懇意にしていた店であったことから、店主は母親の行動を心配していたようだった。母親が認知症であることを伝えると、今後何かあった時にはNに連絡すると申し出てくれた。この話から、母親は長年その地域で暮らし、近隣でよく知られた存在であったことが、こうした店主の対応に結びついたと考えられた。そこでNに、最寄りの交番をはじめ、母親が立ち寄りそうな店

徘徊・見守りSOSネットワーク構築事業
徘徊による事故を未然に防ぐため、徘徊高齢者を早期に発見するシステムの構築や、地域における見守り支援の強化を目的とした国の事業。実施主体は各都道府県・各市区町村。

や近所の人などに見守りをお願いしてはどうかと提案した。すると「母や私たち家族がこれまで通りに接してもらえなくなるのでは」と、認知症への偏見に対する不安から難色を示した。3・4回目の相談では、何度も涙を浮かべて語るNの姿から、疲労やストレスがピークに達していることが見て取れた。なぜ自分だけが母親の面倒を見なければならないのか。いつまでこの生活が続くのか。自分は何のためにこんなに辛い思いをしているのか。「最近ダメだとわかっていても、母親に怒鳴ってしまうことがあるんです」と辛い胸の内を語った。Nの語りに耳を傾け、その努力や思いを受け止めることが続いた。5回目以降になると、母親が警察に保護されたことなどから、来談頻度は増えていった。Nは交番に母親の写真を持参して見守りを依頼し、さらに母親をよく知る近所の人や店主にも事情を説明して、見守りの協力を仰いでいた。そうした行動の裏には、「認知症の人が事故にあうニュースをよく耳にする。そのたびに母に万が一のことがあったらと思うとやりきれなくなる」「これ以上周りの人に迷惑をかけられない」というNの思いがあった。8回目の相談の時には、筆者が作成した母親とNの近況を記した情報提供書を元にケアマネジャー（以下「CM」）と話し合い、CMがデイサービス再利用の手続きを済ませたことが報告された。10回目の相談では夫が同行し、デイサービス利用が軌道に乗ってきたと報告した。夫は「自分も何かしなければと思っていたが、仕事に追われて目を背けていた」と同行の理由を語った。13回目、Nから母親の心臓病が悪化し、現在入院中であることが報告された。その後しばらく相談は途絶えていたが、半年ぶりにNから連絡が入った。母親は3か月間の入院で体力が落ち、認知症症状が悪化したこともあり、現在は施設で生活して

いるとのことだった。そしてN自身は、母親を施設に見舞いながらパートの仕事を再開したようだった。

考察

　徘徊はアルツハイマー型認知症の行動・心理症状（BPSD）の中でも、認知症の人本人のケガや事故につながりやすく、介護者においても負担の大きい症状である。BPSDは認知症の中核症状に身体的要因、環境的要因、心理的要因などが加わって生じることから、その対応にはこれら一つひとつを鑑みる必要がある。本ケースにおける徘徊の要因を断定することはできないが、母親は長年うどん屋を営んでいたことから、見当識障害などの中核症状に加え、「仕入れをしに行かなければ」との不安や焦り（心理的要因）が、馴染みの店から品物を持ち帰るという行動を生起させたと考えられる。一方ケアの面では、現在、介護保険制度を主体とした**フォーマル・サービス**が基本となっているものの、さまざまな事情から必要とされる支援が十分に行き届かない現状がある。そこで地域の見守りに代表される**インフォーマル・サービス**が期待されるが、Nが懸念したような認知症に対する偏見や、これまでの地域との関係が大きく影響し、必ずしも有効な支援を受けられるとは限らない。さらに、BPSDが生じやすい認知症中期以降になると、地域社会からのインフォーマル・サービスが受けにくくなるとの報告があり（伊藤ほか，2014）、症状の進行に伴って介護家族の負担が増大する現状が理解される。3・4回目で聞かれたNの語りは、そうした状況下にある介護家族の心性を如実に表していると考えられた。こうした家族の支援を考える上で、次のNの言葉は、援助する側の我々に多くの示唆を与える。「次に何をすべきか判断できなくなっているときに、具体的にアドバイスがもらえたことや、自分ではどうにもできないときに、代わってCMや主治医に手紙を書

フォーマル・サービス
訪問看護や訪問介護、デイケアやデイサービスに代表される公的サービスのこと。医療保険制度や介護保険制度など、法律や制度に基づいて行われるため、サービスの継続性、確実性、安定性がその利点とされる。

インフォーマル・サービス
法律や制度を使わないサービスのこと。NPO法人やボランティアグループが行うものに加え、家族、近隣住民、交番や商店といった地域の人たちの支援もここに含まれる。公的サービスに比して、多様性や柔軟性の面で優れる。

いてくれたことが助けになった。介護をしていると、すべて自分がしなければいけないと思い込んで、その思いに自分が潰されそうになる」。介護家族は長期にわたる介護において、身体的・精神的に追い詰められた状態に陥ることが少なくない。特に精神面では抑うつ感や無力感、孤立感が生じやすく、BPSDにつながる不適切な介護を引き起こす可能性がある。支援する側は、病気や介護の知識・情報の提供に加え、今何をすべきかの適切な判断を家族が行えるよう支援し、家族の精神的サポートを行う上でも、身近な良き理解者として切れ目なく関わり続けることが重要と考えられる。　　　　（根本留美）

参考文献
阿部順子、蒲澤秀洋（監修）（2016）『50シーンイラストでわかる高次脳機能障害「解体新書」――こんなときどうしよう!?　家庭で、職場で、学校での"困った"を解決!』メディカ出版.
伊藤美智予・鈴木亮子・伊藤大介（2014）「認知症の人が活用しているインフォーマルサポートの種類と機能――認知症ケアマネジメントへの示唆」『日本認知症ケア学会誌』12（4）, pp. 731-741.
加藤伸司（2016）「認知症の人の視点から考えるBPSD」『老年精神医学雑誌』27（増刊-Ⅰ）, pp. 157-163.

事例15 認知症発症への不安を抱えた相談者の介入事例
－継続相談を通して、不安に寄り添い支える－
キーワード 家族からの聞き取り｜年齢相応のもの忘れ｜病的なもの忘れ｜心気状態｜
認知症予防に良い生活習慣

ケースの概要

　O。78歳男性。筆者が勤務する街ぐるみ認知症相談センター（以下「センター」）に初めて来談した際は妻と二人暮らしであったが、援助途中に妻が逝去し独居となる。他の親族は姪のみ。高血圧と狭心症を抱え、かかりつけ医より、降圧剤、抗血小板剤、胃腸薬の処方を受けていた。カジュアルな服装に、最小限の物をポーチで持ち歩いている。疎通は良好だが、口数は少なめ。高等小学校卒業後、内装業に従事し定年で退職した。退職後は、単身で近隣の図書館、講演会等に出たり、夫婦で温泉旅行に行くなどしているという。

　X年より「もの忘れが気になる。認知症ではないか」と、数か月～半年おきにセンターに来談した。「数日前のことをすぐに思い出せない」とのことであった。生活に支障はなく、1日1時間の散歩を日課とし、地域の講演会などに関心をもって参加しているという。一方、認知症発症への不安は高く、もの忘れチェックを受けた直後は安心した様子で次回予約をとるが、後から「予約を覚えている自信がない」と電話でキャンセルすることもあった。

見立て

　認知症は否定的と思われた。心理検査の結果、タッチパネル式の検査は15点満点、MMSEは28／30点で3段階の命令と計算課題で失点があった。若松ほか（2011）の

神経心理学的検査バッテリーを施行すると、7語の記憶課題の遅延再生で1語自発想起できなかったが、他に特記すべき失点はなかった。以下、「　」内はクライエント、〈　〉内は心理士、『　』は主治医の発言である。Oは単身来所で、**家族からの聞き取り**はできないものの、もの忘れについても「日記を見たり少し考えると思い出す。旅行などの印象的な事は忘れない」と述べ、〈最近のニュースはなんですか？〉という問い（高橋, 2010）にも適切に返答した。**年齢相応のもの忘れ**の範囲であり、**病的なもの忘れ**があるとは思われなかった。意欲低下もなく、食欲や睡眠も保たれ、抑うつ状態も否定的であった。認知症発症についての不安の訴えは、心理・環境要因による軽度の**心気状態**であると思われた。「若い人に心配されるのが嫌で登山はやめた」「相続が気になって今勉強中」「地域の集まりは、噂話と人の悪口が多くて好まない」といった発言や、活動をほぼ単身で行っていること、センターの予約キャンセルなどから、几帳面でやや完璧主義、対人関係での摩擦は極力避ける、物事には事前に対処し、失敗する可能性があれば回避する、といった性格・行動特性が感じられた。またOは、高齢夫婦二人暮らしである。もの忘れなどの能力低下を感じるたびに、認知症発症により自分で自分のことができなくなるのではないかと考え、そこに人を頼ることには良いイメージがなく、実際子どもや頼れる人が思いつかないという現状が重なり、不安につながっているようであった。

援助の経過

　センターでは毎回なるべく詳細なチェックを希望した。日常生活の様子を尋ねると、ADL、IADLは保持され、運

家族からの聞き取り
臨床症状を確認する際、認知症の人本人の報告と、家族からの報告には差が生じることも多い。認知症の評価には、家族など、本人の様子をよく知る者からの聞き取りも重要である。

年齢相応のもの忘れ
健康でも、加齢に伴って、もの忘れをはじめとした認知機能低下は生じる。特徴としては、生活に支障はなく、物事の重要ではない一部分を忘れるに留まる。

病的なもの忘れ
アルツハイマー型認知症は初期から近時記憶障害が目立つ。最近のことが覚えられない、物事の体験自体を忘れているといった特徴がみられる。生活にも支障が及ぶ。

心気状態
医学的検査により疾患は否定されるにもかかわらず、心身の不調に過度にこだわり、重篤な疾患ではないかと不安を抱き続ける状態。

認知症予防に良い生活習慣
生活習慣病（特に糖尿病）の予防と管理、それにつながるバランスの良い食事や運動、知的活動や対人交流が認知症の発症予防に寄与するとされる。

動や知的活動も行っており、食事も妻の手作りが中心でバランスに気をつけているという。それらが**認知症予防に良い生活習慣**であることを伝えて継続を推奨した。対人交流は、勧めても乗り気でない様子であった。センターでは心理検査の結果が良いことに「良かった」「年をとれば仕方ないか」と言うものの、体調や遺産相続の不安、頼る者がいないこととあわせて、認知症発症についての不安を語った。X+4年「最近、もの忘れがあまりにひどい」と訴えた。「マネーカードで支払いをしてカードを置き忘れた」「用事をメモして、付箋で順番に貼り付けるのだが、壁がメモだらけ」と言い、生活にも支障が及んでいる様子であった。妻に癌が発見されて入退院し、要介護状態にあることも報告された。ヘルパーの訪問もあるが「頼りにはならない。結局自分たちでなんとかしないと」と述べた。心理検査では、数唱で4桁にもミスが出るなど、これまでと比して注意障害が示唆された。妻の入退院や介護保険導入に伴ってタスクが増えたことで、ミスも増えており、不安が増しているように思われた。Oは、妻と自分の今後に対処していくためにも、現時点で認知症の精査を受け、必要なら早めに治療したい、と強く希望した。困りごとや不安を傾聴し、妻の介護は専門家を上手く頼るように伝えた。認知症精査はタスクを増やすことになるが、注意障害は示唆されており、Oの不安減少にも寄与すると考え、精査希望を支持し、かかりつけ医に情報提供を行った。1か月後「かかりつけ医には『大丈夫』と言われ、不安だが精査は見送った。ただ親族には自分の状態を知らせておきたい」と親族宛の報告書を希望したため、姪宛の報告書を作成した。X+5年、1年ぶりに来談し、半年前に妻が亡くなり、少ない親族で見送ったことを淡々と語った。認知症については、か

かりつけ医から『自分のことを自分でやるように』と指導があり努力しているが、躓きが多いという。「何が冷蔵で何が常温保存かわからない」「カレーってどう作るの？」などの質問があり、独居生活での苦労がうかがえた。また「家にいると気持ちが沈むので、毎日外出している」と寂しさ、孤独感を語った。「体操などに通えるところを教えて欲しい」と希望もあり、地域包括支援センターへや地域での活動を紹介した。その後も半年おきにもの忘れチェックを受け、近況を話し、認知症予防についての情報を尋ねていった。「探し物は変わらずにひどい」と言うが、以前よりも認知症発症への不安の訴えは弱まったようであった。毎回、独居生活の寂しさを語り、軽減のために体操教室などにも行ってみるものの継続的に通うには至らなかった。明らかな抑うつ状態とも思われず、語られる寂しさはもっともと思われたため、傾聴と共感に努めた。そのような状態の中、X+8年にMMSE得点が20点に低下し、注意障害だけでなく近時記憶障害も疑われた。Oも精査を希望し、再度かかりつけ医に情報提供を行った。その1か月後、姪からセンターに入電があった。かかりつけ医からもの忘れ外来を紹介されたが、受診に家族の付き添いが必要とされたため、Oから連絡を受けた姪が付き添ったという。姪が訪問したところ、妻が逝去した3年前は整っていた家の中が雑然としており、受診手続きにもサポートが必要で、姪としてもOの認知症が心配になり、今後の対応について助言を得たいとの相談であった。センターでの経過を伝え、まずは医療面での精査を進め、生活面でのサポートを地域包括支援センターに相談するように話し、今後も継続相談を約束した。

考察

　広くとらえれば、認知症について、本人の意思で相談機関に来談する人、医療機関を受診する人は、すべてが「認知症発症への不安を抱えた事例」といえる。軽度認知障害と認知症をあわせた推定有病率は「65歳以上の4人に1人」（厚生労働省, 2013）とされており、誰もが認知症発症の可能性がある。そしてそれはメディアなどの啓発活動で広まっている。また認知機能低下は、加齢に伴って健康な範囲でも進行し、生活にも変化を迫られる。年齢相応のもの忘れか、病的なもの忘れかの区別を本人のみで明確にするのは困難であり、むしろ不安を感じるのは当然とも考えられる。諸々の検査結果で「認知症ではない」としても、それはイコール「問題解決」ではない。相談や受診のきっかけとなった躓きはなくならないし、環境や人間関係は早々変わらない。それをどのように受け止めるかという問題が生じる。また、本ケースのように、後に実際に認知症を発症する可能性もある。「認知症発症への不安」の背景には、本人の抱えるさまざまな心理・環境的な要因がある。単に認知症か否かの判断だけではなく、本人の不安に寄り添い、関わりを継続することが重要であろう。安定した関係性の中で、不安を"取り除く"のではなく"抱える"ことを目指し、適切なタイミングで医療機関受診や、福祉によるサポートにつなげることを意識する必要がある。

（稲垣千草）

参考文献

厚生労働省　http://www.mhlw.go.jp/file.jsp?id=146270&name=2r9852000
　　0033t9m_1.pdf

高橋智（2010）「軽度認知障害（MCI）の臨床」『医学のあゆみ』235（6）, pp. 673-
　　678.

若松直樹・根本留美・石井知香ほか（2011）「地域での認知症相談において認
　　知機能低下を鑑別する評価指標——地域在住健常高齢者を対象としたサン
　　プル調査からの検討」『老年精神医学会雑誌』22（12）, pp. 1423-1431.

事例16 **認知症とうつ**
－うつ病が疑われた認知症高齢女性の事例－

キーワード アパシー｜介護うつ｜仮性認知症｜老老介護

ケースの概要

　友人三人で街ぐるみ認知症相談センター（以下「センター」）に初回来談したP（75）。三人は同じ市営住宅に住み、趣味活動にも一緒に参加する友人同士である。Pは80代の夫と二人暮らしで、息子と娘はそれぞれ他県に住む。Pの話では、人や物の名前が出づらいことは自覚していたが、生活上特に困ることはなく、友人に誘われたため来談したようだった。センターで実施したタッチパネル式簡易検査（以下「TP」）は11／15点で、カットオフ値12点をわずかに下回り、もの忘れが疑われる結果となった。Mini Mental State Examination（以下「MMSE」）で再度評価したところ、得点は遅延再生課題の失点を含む25点であった。P了承のもと、友人らに話を聞くと、半年ほど前から外出が減り、時々約束を忘れることがあるとのことだった。検査結果をPに伝えると、1年前から夫の介護をしており、その疲れが影響しているかもしれないと語った。介護疲れに理解を示しつつ、P自身の健康維持とその見守りのため、本日の結果をかかりつけ医へ報告することを提案したが、「私は大丈夫」と聞き入れられなかった。代わりに、半年ごとにセンターに来談し、経過観察することを約束した。

見立て

　Pの夫は体力の低下した状態で、臥床していることが

多く、夫の身の回りのことや家事全般をすべてPが行っていた。介護を始めて半年経った頃から様子に変化が現れたのは、確かにPの言う介護疲れの影響があると思われた。もの忘れについては、検査結果は明らかな認知機能低下を示すものとは言い難く、友人らの報告にあるエピソードが認知症によるものか、あるいは介護疲労などが影響して生じたものか、生活状況の詳細を聞いても判断することは困難であった。もの忘れと介護疲労によるうつ状態の両面から、Pの状態を継続的に見守ることが必須と思われた。

援助の経過

　半年後にPは再び来談した。体調やもの忘れに変化はなく、気がかりなことは何もないと語った。一方友人らは、たまに会っても活気がなくぼんやりしている様子から、状態の悪化を心配してPを連れてきたと語った。2回目のMMSEでは注意課題・遅延再生課題を中心に失点が増え、得点は22点であった。結果を伝えるとともに近況について尋ねると、夏バテ気味で食欲が落ち、家事が億劫になったと語った。Pの健康状態が懸念されたため、かかりつけ医にこれまでの相談内容や検査結果を記した情報提供書を作成し、もの忘れやうつ状態を含めた総合的診療を依頼した。家族への報告には難色を示したが、友人らの説得により、病床にある夫の代わりに娘の連絡先を教えてくれた。その後しばらくして、突然、Pの娘がセンターに来談した。娘によると、筆者の助言に従ってPとかかりつけ医を受診したところ、軽いうつ状態を指摘され睡眠薬などが処方されたが、その直後からもの忘れがひどくなったとのことだった。処方薬の影響が考え

られることを説明し、早めにかかりつけ医に報告するよ
う伝えた。加えて、うつ状態で夫の介護を行うPの負担
を考え、地域包括支援センターに今後の生活支援につい
て相談することを勧めた。初回相談から1年後、Pは娘
とともに来談した。前回来談後にかかりつけ医から心療
内科受診を勧められ、現在はうつ病治療のため近医クリ
ニックに通院中とのことだった。Pにもの忘れについて
聞くと、漠然とした忘れっぽさを自覚しつつも、「年だか
ら」と繰り返し、それほど気にかけていないように見え
た。一方、娘からは父親の受診予約を忘れたり、冷蔵庫
に同じものがいくつも入っていたりすることが報告され
た。実施した検査の結果はTP10点、MMSE21点で、両検
査とも前回に比してわずかに得点が低下していた。うつ
病の治療は約半年前から開始されているが、睡眠が改善
された以外特に変化はなく、家族からの報告ではむしろ
もの忘れは増えているように思われた。さらに筆者が気
になったのは、どこか他人事のような、切迫感や深刻さ
が感じられないPの様子だった。高齢者のうつ病と認知
症は、一見して同じ状態像を呈することがあるが、両者
の鑑別にもの忘れの自覚の有無や深刻さの認識が寄与す
るとの指摘がある（馬場, 2015）。Pの様子や家族の報告か
ら認知症の可能性がうかがわれたため、検査結果ととも
に娘に伝えたところ、娘も認知症を疑い始めていたと話
した。筆者は母娘の同意を得て、これらのことを情報提
供書にまとめ心療内科医に報告した。それから5か月が
経った頃、地域包括支援センターに行った帰りだという
娘が一人でセンターに来談した。娘の報告では、心療内
科医の紹介で受診した認知症専門医から、Pは初期のア
ルツハイマー型認知症と診断されていた。その診断を基
にPの今後について地域包括支援センターで相談する過

程で、父親の介護認定が更新されていなかったことが判明した。「気づかないうちに、母はいろいろなことができなくなっていたんですね」と娘はこれまでのことを振り返るように語った。それから1年が経った頃、Pが娘と孫を伴って来談した。Pは現在、当初のかかりつけ医のもとで認知症の治療を受け続けており、夫婦でヘルパーサービスを利用しながら生活していた。今回の検査結果では得点に明らかな変化は認められず、娘からもPが穏やかにこれまで通りの生活を送っている様子が報告された。今後も継続的に来談することを確認し、この日の相談は終了した。

考察

　高齢者において、うつ病と認知症はともに有病率の高い疾患である。そして、うつ病の既往が認知症発症のリスクになることや、認知症の前駆症状としてのうつ病、認知症に合併するうつ病が指摘されるなど、うつ病と認知症が関連することは今では広く知られている。留意すべき点は、特に認知症の初期では、記憶障害よりも**アパシー**や意欲低下が目立ち、うつ病との鑑別が困難な場合が少なくないことである。Pは夫の介護が始まった頃から、約束を忘れるなどのもの忘れがみられるようになり、当初は**介護うつ**による**仮性認知症**が疑われた。しかし、うつ病治療が開始されてもPの状態は改善されず、むしろ友人や家族によるもの忘れの報告が増えたことで、認知症の可能性が高まっていった。また本事例では、娘を中心として、友人や医師がそれぞれの立場からPを支援し続けたことが、認知症の早期発見につながったと考えられた。地域の相談所であるセンターの役割は、そうした友人や家族の協力を得ながらPの状態をきめ細かく評価し、状態の変化に合わせて関係者や関連機関に情報提供を行うことであった。

アパシー
自発性の低下、興味・関心の低下した状態を指す（無気力・無関心ともいう）。アルツハイマー型認知症では初期から後期までで高頻度でみられ、認知症の行動・心理症状の一つに位置づけられる。

介護うつ
介護ストレスが原因となって生じたうつ状態やうつ病のこと。従来のうつ病と同様に、意欲や興味・関心の低下、思考・集中力の低下、疲労感・倦怠感、気分の落ち込み、無価値観・罪責感、食欲低下などの症状がみられる。

仮性認知症
認知症と類似の症状がみられるものの、認知症ではない病気を指し、その代表的なものにうつ状態やせん妄、廃用症候群などがある。うつ病性仮性認知症は高齢者のうつ病に高頻度にみられる。

これらのことから、もの忘れを呈する高齢者の支援において
は、認知症に限らずその類縁疾患について広く理解し、早い
段階から継続的・長期的に関わること、そして支援に携わる
人や機関が相互に連携を維持し、状況に応じて迅速に対応す
ることの重要性が理解される。また、Pが引きこもりがちに
なったことは、**老老介護**の深刻化を容易に想像させるエピソ
ードであったが、Pの異変をきっかけに、早い段階で家族や
地域包括支援センターが介入したことは、そうした状況に歯
止めをかける上で大きな意義があったと考えられる。増加す
る高齢者世帯への支援において、地域が担う役割がいかに大
きいかがあわせて理解される。　　　　　　　　（根本留美）

老老介護
高齢者が高齢者を介護
すること。社会の高齢化、
核家族化、平均寿命の延
びに伴う健康寿命との差
の拡大などを背景として、
今後さらに老老介護世帯
が増えると予想されている。

参考文献
高橋智 (2011)「認知症のBPSD」『日本老年医学雑誌』48, pp. 195-204.
舘野周・大久保善朗 (2015)「認知症と関連するうつ病」『臨床精神医学』44 (4),
　　pp. 561-568.
馬場元 (2015)「認知症とうつ病の鑑別のポイントと治療のありかた」『Depression
　　Strategy』5 (1), pp. 4-6.
藤本直規 (2015)「認知症の医学知識　第8回仮性認知症と可逆性認知症の理
　　解」『ケアマネージャー』17 (11), pp. 42-43.
谷向知・坂根真弓・酒井ミサヲ (2013)「介護うつ」『老年社会科学』34 (4), pp.
　　511-515.

第Ⅰ部 事例編／第3章 施設

事例17　認知症デイケア利用者への介入事例
　　　　　　－能力低下により独居継続が困難となってきた認知症の人－
事例18　介護施設における非薬物療法
　　－認知症を抱えた特別養護老人ホーム入所者に対する個人回想法－
事例19　高齢受刑者への支援
　　　　　　　　　　　　　　　　　　－地域生活定着支援事業の活用－

●認知症の人が関わる「施設」には、医療機関、デイケアやリハビリテーションなどを実施する通所施設、サービス付き高齢者住宅や特別養護老人ホームなどの入所（居住）施設、矯正施設など、さまざまな形態や役割を持つものがある。施設での臨床実践には、心理職の専門業務で言うところの、心理面接、心理アセスメントに加えて、地域援助、コンサルテーションなど、あらゆる領域に関する専門的知識と高度な対応力が求められる。

●本章では、認知症の人に関わる施設での対応事例について紹介する。事例17は、重度認知症デイケアに通所中の80代の女性（独居）の認知機能低下および通所拒否の訴えに対して、ホームヘルパー、ケアマネジャー、離れて住む家族が連携して対応にあたった事例である。事例18は、特別養護老人ホームにおいて、入所者の生活の質（QOL）を高めるために、心理職が個人回想法を実践した事例である。事例19は、刑務所にて服役中の高齢受刑者に対して心理職が個別面接による支援を行い、医師、心理職、ケースワーカーらが連携をはかり、「地域定着支援事業」によって円滑に仮出所後の社会生活の再開につなげることできた事例である。

●これらの事例での取り組みから、認知症の人への支援では、単一の機関や職種で対応にあたるのではなく、医療・福祉・行政といった多施設・多機関での連携の重要性が明らかである。それぞれの立場や専門性が異なるため、連携やコミュニケーションが難しく感じられることも少なくないが、認知症の人の心情や意思を尊重しながら、それぞれの専門性を発揮しつつ、粘り強いコミュニケーションを重ねていくことが課題解決には不可欠である。

●一方、今回事例としては取り上げていない重要な視点として、認知症の人が、認知症を専門としない診療科に通院あるいは入院する場合の対応が挙げられる。各医療機関において、患者の認知機能や精神状態のみならず家族介護者をも視野に入れつつ包括的なアセスメントを行い、それぞれのケースに最もふさわしい治療方針の説明・決定、あるいは環境調整が求められる。厚生労働省は、医療従事者や地域のかかりつけ医を対象に、認知症に関する知識・技術や、本人および家族支援のための地域資源との連携等についての「認知症対応力向上研修」を行っており、国も対策を講じ始めている。超高齢社会にある現在、認知症の人やその家族が安心して必要な医療が受けられるよう、認知症を専門としない診療科や諸施設とも積極的に連携をはかりながら、認知症の人への理解ある対応が求められる。

（原祐子・深津亮）

事例17 認知症デイケア利用者への介入事例
－能力低下により独居継続が困難となってきた認知症の人－

キーワード 改訂長谷川式簡易知能評価スケール｜取り繕い反応｜
ケアプラン｜なじみの関係｜環境変化のストレス

ケースの概要

Qは80代前半の女性で、15年間独居生活を続けてきた。6年前に初期のアルツハイマー型認知症と診断されてから、かかりつけ医が開業している高齢者を対象とした精神科デイケア（以下「デイ」）を週3回利用するようになった。Qには息子が一人おり、病前はほとんど行き来がなかったが、現在は週に1度服薬状況のチェックに来ていた。ホームヘルパーも週2回入っていた。Qは思ったことをはっきり言う勝気な性格で、デイの他利用者との友好的な関わりが非常に乏しくトラブルも多いため、スタッフが配席に頭を悩ませる利用者の一人であった。スタッフと一対一で話すことは好きであったが、手を貸されることは極端に嫌がった。6年間の中で、**改訂長谷川式簡易知能評価スケール**（HDS-R）で20点を切ることはなく、認知機能の低下は比較的緩やかであった。一方で半年前から、盗まれたと言って下着を履いてこなかったり、自分がトイレに入ったら既に汚れていたと報告してきたり、ゲームへの参加を拒否したりすることも増えた。

そのQについて介護スタッフから「ここ数回、Qの通所拒否が続いています。送迎の電話には出てくれるのですが、何かと理由をつけて断られます」と報告があり、心理士が送迎に同行することになった。Q宅に到着する前に電話をかけると案の定「今日は体調が悪いのでお休みします」と返事があった。以下、〈　〉内は筆者の発言を指す。〈心配なので顔だけ見に伺いますね〉と伝えて

改訂長谷川式簡易知能評価スケール（HDS-R）
認知症のスクリーニング検査の一つで日本国内では広く用いられている。言語性の検査であり、30点満点中20点以下だと認知症の可能性が高まる。

電話を切り上げた。家のチャイムを鳴らすと半裸姿のQが出てきて、慌てた様子ではあったがひとまず玄関に入れてもらい話をすることができた。まずは送迎車には他の家へ行ってもらうよう連絡し、その間に一つひとつ示しながら、まずは身支度を整える手助けを行った。部屋は比較的整っていたが、電子レンジの中には少し古くなった食べ物が放置されており、冷蔵庫の中には賞味期限切れの弁当がいくつか入っていた。支度ができてからも「やっぱり今日は行くのをよそうかしら」「頭が痛い」と言って外出を不安がるQに、〈迷っているなら、診察だけしてもらって帰ってきましょう〉などとなだめながら送迎車に誘導。その後、外を見たり介護スタッフと話したりしているうちに、不安な気持ちが少しは和らいだようだった。午前中は気弱な発言が多かったが、心理士が話を聞き〈人を頼ってもいいんですよ〉と伝えると、突っぱねることなく応じていた。結局、Qは途中で帰りたいと言うことなく一日をデイで過ごした。

見立て

Qは長期利用者であったため、通所拒否は精神状態あるいは能力的な変化によって生じていると考えた。できないことやわからないことが増え、自分のことに自信がなくなり他人にうまくできない姿を見られたくない思いから、外出を控える気持ちが起きているのではないかと推察された。また、デイの中でも**取り繕い反応**が強くなり、ゲームなど失敗が目立つ場面を避けていると考えられた。Qの場合、「しっかりしなくては」と過剰に気負って生活してきた歴史が長く、仲間に不必要に攻撃的になり、助けが必要な時に取り繕い、他人を受け入れられな

取り繕い反応
自身の欠陥や失敗を隠そうとする言動であり、アルツハイマー型認知症患者によくみられる反応とされる。

い状況に陥っている。こういった内容をミーティングにて他のスタッフに伝え、Qへの今後の対応について共有した。さらに、ケアマネジャーや息子に連絡し、最近の様子の情報共有を行い、今後の**ケアプラン**について相談することにした。

援助の経過

　その後半年間はヘルパーの回数を増やしてデイの身支度を手伝ってもらいつつ対応していたが、息子が心配してQはかかりつけ医が運営する認知症グループホームに入所することになった。Qは入所自体には納得しているものの、割り切れない思いや新しい生活への不安もあるようだった。デイではこれまで独居を続けてきたことを労い、丁寧に話を聞くように努めた。その中で、グループホームに入所しても、在宅の時と同じようにデイに通所することが可能であることを伝えた。Qがグループホームに適応できるように、グループホームの職員にデイでのQの様子を見学に来てもらったり、3者で話し合う機会を設けたりしながら、情報共有を図った。

　グループホームに入所してからしばらくは「シーンとしていて活気がない」「異世界に行ったよう」と言い、環境の変化に戸惑っていたが、「デイはにぎやかで嬉しい。知った顔ばかりで」「デイに来ると自分を取り戻せる」とこれまで以上に熱心にデイには通ってくるようになった。入所して2か月ほど経つと「ホームでは3食用意してもらって、それがおいしくて楽しみ」と明るく語り、スタッフに荷物を持ってもらうとお礼を口にするようになった。入所して2年、デイに通って8年経つが、HDS-R得点は徐々に下がり始め16点に、ADLは歩行を中心に独居

ケアプラン
介護保険を使ったサービスを利用するための計画書のこと。利用したい人本人や家族の希望や実情を基に、サービスの種類や内容、頻度を組み立てたもので、ケアマネジャーに作成を依頼することが一般的である。

の頃よりも能力低下が認められるようになった。しかし、対人関係についてはスタッフだけではなく他利用者とも友好的・積極的に交わるようになり、表情・言動はずいぶん穏やかになった。

考察

　デイサービスやデイケアなどの通所サービスは、家族介護者の介護負担軽減や、本人の閉じこもり防止、本人の機能維持・回復を目的としている。そのサービスの範囲はドア・トゥ・ドアを基本としており、利用者を迎えに行き送り届けるまでと考えられていることが多い。しかし、独居であっても家族と住んでいても、本人の望む場所でできるだけ良い状態で生活する時間を延ばすためには、デイを利用している数時間だけを対象とした介入では不十分であることは言うまでもない。とりわけ認知症の人は「できること」と「している」ことの間で乖離が起きている場合があり、「できる時」と「できない時」が日々混在している。こうした特徴を踏まえながら、個人の状態を総合的にアセスメントし、普段の生活までを意識した介入や環境調整を行う必要がある。

　また、独居生活を継続することが難しくなり入居施設に移る場合、それまで培ってきた人間関係が失われることによって、高齢者は孤独で寂しく生きがいがないような気持ちになる場合がある。元来新しい環境に適応することが難しい認知症の人にとって、一から**なじみの関係**を築くことは決して容易なことではない。仮に、生活の場所が変わっても、関係機関同士の情報共有が丁寧に行われ、なじみの関係を引き継ぐことができれば、**環境変化のストレス**を最小限に抑えることができるだろう。

　以上のことから、認知症ケアにおいては「切れ目のないサービス」が大変重要なポイントであり、それを意識したアセ

なじみの関係
近くでともに暮らす同年輩者や職員に対して親近感をもち、よく知っている人だと思うこと。こうした人間関係は認知症の人に安心感をもたらすと考えられている。

環境変化のストレス
老化をめぐる入院や転居など、これまでの生活環境や生活習慣を継続できなくなる場合がある。そうした環境変化によってストレスが高まり、心理社会的な危機に陥りやすくなる。

　スメント、介入、環境調整、関係機関の連携が必要である。

（山下真里）

参考文献

加藤伸司・下垣光・小野寺敦志（1991）「改訂長谷川式簡易知能評価スケール
　　　（HDS-R）の作成」『老年精神医学誌』2（11），pp. 1339-1347.
松田実（2009）「認知症の症候論」『高次脳機能研究』29（3），pp. 312-320.
室伏君士（1985）『痴呆老人の理解とケア』金剛出版.

事例18 介護施設における非薬物療法
−認知症を抱えた特別養護老人ホーム入所者に対する個人回想法−

キーワード 特別養護老人ホーム｜回想法｜生活の質｜NMスケール｜エピソード記憶

ケースの概要

　本事例は、**特別養護老人ホーム**（以下「特養」）に入所する認知症の人を対象に一定期間実践した、**個人回想法**（レミニッセンス）の報告である。Rは85歳女性、アルツハイマー型認知症（以下「AD」）の診断を受けている。歩行・食事・入浴は自立、排泄は半介助、要介護3の判定を受けている。4人きょうだいの3番目に生まれ、旧制女学校卒業後は工務店で住宅設計の仕事に従事し、結婚を機に退職。子どもはなく、夫と死別した後は独居を続けていたが、4年前にADと診断され、昨年特養に入所した。特養では、日中は居室にいるか、食堂で他の入居者と談話するなどして過ごしている。一方、独語のある入所者に厳しくあたり、職員が対応にあたることもしばしばある。入所者の**生活の質**（quality of life；QOL）を高めるケアの一環として、Rに対して週2回の個人回想法を6週間、計12回行うこととなった。

見立て

　認知症の人に対する心理療法的アプローチの実践報告では、面接では時間・場所などの構造の維持に固執せず、ADLや認知機能に応じて柔軟に調整すべきであると指摘されている（黒川，2004など）。事前に実施した**NMスケール**は33点、記憶と見当識の低下が認められ、非日常的な場所での面接は不安を高めることも予想された。そこで、

特別養護老人ホーム
認知症や身体疾患等により常時介護を必要とし（原則、要介護3以上）、自宅での生活が困難な高齢者が終の棲家として入所する介護施設。入所申込者数に施設整備が追いつかず、長く入所を待つ待機者が多いことが指摘されている。

回想法
高齢者の非薬物療法の一つで、高齢者が聴き手との関係の中で過去を回想し、語ることを通して展開する。時系列に沿って回想を進め、老年期の発達課題である自我の統合を目指すライフレヴューと、自由な回想を通して残存機能の維持や情緒の安定を図るレミニッセンスとに分類される。

生活の質
（quality of life；QOL）
人間らしさやその人らしさを保ち、幸福な生活を送っているどうかの指標。認知症のように治癒の困難な進行性疾患では、疾患を抱えた患者の生活の質を高めることがケアの目標となる。

NMスケール
高齢者の精神機能を判定する行動観察式の評価尺度。「家事・身辺整理」「関心意欲・交流」「会話」「記銘・記憶」「見当識」の各機能を査定して点数化し、合計得点から認知症の程度を判断する。行動観察に基づいて評価するため侵襲性が低く、日常場面における実際的な能力を判定できる点に特徴がある。

日常過ごすことの多い食堂を中心に、廊下の突き当たりなど静かな場所で行うこととした。初回は侵襲性に配慮し、Rの日中作業に加わりつつ筆者の立場を紹介し、〈これまでの来し方について、一定期間話を聴かせて欲しい〉という旨の導入を行った。記憶障害に配慮し、こうした導入は必要に応じてそのつど行うこととした。また、各セッションの冒頭では筆者から前回の話題について触れ、セッション間のつながりを作る工夫をした。

援助の経過

「　」はRの発言、〈　〉は筆者の発言、＃はセッション番号を指している。初回は工務店での勤務時代の回想から始まった。設計に携わり、「自分の小さな家なんかは、ちょちょいと自分で設計した」とのこと。現場の作業員の様子を生き生きと語り（「現場の人は威勢がよくてね。中の（内勤の）人と違って」）、勤務時代を誇らしく感じていることがうかがえた。戦時下の話題に転じると、空襲時に避難した経験や（「空襲警報発令！って流れてね、すぐに防空壕に隠れるんです」）、米の配給が一人1日「2合3勺」と少なく雑炊にしていたこと、食後もすぐに空腹になることなど、臨場感を込めて語った。「あなたぐらいなら1回で食べちゃう量でしょ。食べ物、大事にしなさい」と話すなど、自身の経験を次世代に伝えたい思いもうかがえた。

初回以降も戦時下の食糧不足の話題は繰り返し語られた。傾聴しつつ当時の様子について尋ねると、炊いた白米は滅多に口にできず、珍しさから「固いご飯」（＃2）と呼んでいたこと、食糧確保のため高価な着物を抱えて田舎に出向き、サツマイモと交換したこと、肉などはなく

限られた食材で調理を工夫したことなど、新たなエピソードが語られた。一方で、「なんとかそれを通り抜けてやってきました」（#3）と、飢えの苦しさと同時にそれを乗り越えてきた自負も感じとれ、〈大変な時代を生き延びてきた〉と敬意を伝えた。

　回想は、実家で暮らした幼少期にも及んだ（#4）。実家は活気ある商店街の並びで衣類の製造・販売を営み、住み込みの職人も数人いたとのこと。器用に針を使って縫い上げていく職人の様子、その様子を見て当時よく唱えていた替え歌、彼らがRの通う学校に忘れ物を届けにきたエピソードなど、職人たちとの親しい付き合いがユーモアとともに語られた。また、活気のあった当時の商店街や、地域で開かれる祭りの様子、近隣の商店に手伝いに行ったエピソードなどが詳細に語られた。職人をからかう内容の歌を歌ったり、立ち入り禁止の区域を通って自宅に帰っていたなど、子ども時代のおてんばなRの様子がうかがえた。さらに、「（Rの実家近くの）U町と聞いて何を思い浮かべます？」（#9）と問いかけるなど、回想に加えて筆者へのはたらきかけも増えていった。一方で、夫についてはずいぶん前に亡くなったと語りながら、別のセッションでは健在と語るなど、死別が比較的最近の出来事であったためか、認識はあいまいな様子であった。それでも、「末っ子で人が良すぎる」（#5）「赤ん坊みたいな人」（#8）など、夫の性格を描写する語りもみられた。

　最終回にはこれまでの回想内容を筆者が時系列にしてまとめ、振り返った。回想セッションの感想を求めると、「面白い」と話していた。実際、セッション中は声を上げて笑ったり、ラジオ放送や登場人物の口調を真似るなど、豊かな情緒表現がたびたび見られた。職員の話によると、他の入居者とのやりとりで相手に配慮した語りかけが見

られるようになり、笑顔が増えたとのこと。また、自室
の場所がわからず不安を訴える頻度も減り、穏やかに過
ごしているとのことであった。

考察

　Rの回想は、実家での暮らしと戦時下の苦難を中心に展開
した。その過程では、実家のある町名、職人たちの愛称、祭
りが行われる寺社名、米の配給量（「2合3勺」）など、固有名
詞が頻繁に登場する。この固有名詞によって、一連の語りは
いっそう具体性を帯び、生き生きとしたものになった。Rは
以前に回想した内容を忘れ、同じ語りを繰り返すこともあっ
た。そのようなとき、以前に語った内容を筆者が固有名詞と
ともに言及すると、「そうそう」と頷き表情が変化し、新たな
回想が展開する場面がしばしば見られた。より重度の認知症
の人の回想を促すためには、具体性が高く五感に働きかける
感覚刺激の提供が有効との指摘がある（松田ほか, 2002）。回
想に含まれる固有名詞もまた、さまざまな**エピソード記憶**を
呼び起こす具体的なトリガーとして、回想の促進に寄与する
と考えられる。

　回想法は、対象者が回想に伴う情緒を体験・表出し、面接
者がそれを理解して照らし返すという双方向のやりとりを軸
に展開する。回を重ねるにつれてRから、「あらあなた、名前
なんでしたっけ？」（#6と#7の間）「前回もここで話をした」
（#12）など、筆者との関係性を確認するような発言が増えて
いった。筆者も回を重ねるとともにRへの理解が深まり、情
緒的なつながりを感じとれるようになっていった。セッショ
ン期間後に見せた他の入居者への配慮は、回想法を通して紡
ぎ出された情緒的なつながりが、他の入居者への態度へと波
及したためとも考えられる。だが、認知症の人のQOLには、
提供される介護や物理的環境など日常的なケアの質が大きく

エピソード記憶
個人的な体験についての
記憶。体験の内容に加え、
その日時や場所、状況な
どの周辺情報も含まれる。
アルツハイマー型認知症
では神経基盤である海
馬・海馬傍回の萎縮によ
り、病初期からエピソード
記憶の低下が認められる。

影響する。回想法の影響が介入期間後も継続すると考えるのは楽観的であろう。入居施設における認知症の人との心理療法では、面接で得た情報を職員間で共有する、他職種へのコンサルテーションに活かすなど、他職種による日常的なケアに活かした事例も散見される（蒲生, 2003）。回想法から得られた本人の生活史や価値観を介護職と共有することで、介護場面での会話がより豊かになったり、了解し難い言動・行動の意図が理解しやすくなることも期待できる。回想法の実践の中には、ケアスタッフ同席のもとで行ったたものもいくつかみられる（Baines, Saxby, & Ehlert, 1987；黒川, 1994）。これらは、スタッフが回想法での認知症の人の語りや情緒に触れることで、日常的なケア実践の工夫につながるような認識変容が生じる可能性を示唆している。回想法ではこうしたスタッフへの肯定的影響を考慮し、同席者や場所を構造化する工夫も求められる。　　　　　　　　　　　　　　（川西智也）

参考文献

蒲生紀子（2003）「特別養護老人ホームでの心理的援助の役割——対応困難者と環境調整」『心理臨床学研究』21（4）, pp. 341-352.

黒川由紀子（1994）「痴呆老人に対する回想法グループ」『老年精神医学雑誌』5（1）, pp. 73-81.

黒川由紀子（2004）「痴呆性疾患に対する心理療法——その可能性と限界」『老年精神医学雑誌』15（5）, pp. 483-488.

松田修・黒川由紀子・斉藤正彦・丸山香（2002）「回想法を中心とした痴呆性高齢者に対する集団心理療法——痴呆の進行に応じた働きかけの工夫について」『心理臨床学研究』19（6）, pp. 566-577.

Baines, S., Saxby, P., and Ehlert, K. (1987) Reality orientation and reminiscence therapy: A controlled cross-over study of elderly confused people. British Journal of Psychiatry, 151 (2), pp. 222-231.

事例19 高齢受刑者への支援
－地域生活定着支援事業の活用－

キーワード 高齢受刑者｜刑務所｜特別調整｜地域生活定着支援事業

ケースの概要

　66歳の男性Sは、コンビニで弁当を万引きしようとして逮捕された。これまでも何回か万引きで警察に逮捕されており、執行猶予中であったため、今回は実刑になり、前刑と合わせて懲役3年6月の判決を受けた。

　Sは、東北の山村で出生。中学卒業後、集団就職で上京。都内のプレス工場などで働いた。勉強は得意ではなかったが、身体を動かして働くのは嫌いではなかった。飲酒や賭けごとも好きで、謹厳実直というタイプではなかったが、仕事はコツコツやり、50歳くらいまではプレス工として工場に雇われていた。結婚はしなかった。

　50歳ごろ、体調を崩し、仕事を休みがちになった。Sが勤めていたのは大企業ではなかったこともあってか、Sの給料は日当になり、仕事に行けなければそれだけ収入が減っていった。50代後半にはアパートの家賃の支払いにも窮するようになった。60代前半にはアパートに住めなくなり、日払いの部屋で生活するようになり、やがてホームレスになった。その頃からSは食べ物を万引きするようになった。何回目かに店員に見つかり警察を呼ばれた。警察官ははじめのうち説教して帰していたが、繰り返されるため、送検され拘置所に入所した。最初の判決は懲役1年、執行猶予3年というものであった。判決がでるとSは拘置所から釈放されたが、行く当てもなかったので数日ホームレスをして炊き出しやごみあさりをした後、冒頭に述べた万引きをやって再逮捕され、拘置

高齢受刑者
刑務所に収容されている65歳以上の受刑者。近年、多くの先進諸国で急増が指摘されている。累犯受刑者、長期刑を受けて刑務所内で高齢化する場合、65歳以上で初めて受刑する場合など実態は多様である。

所を経て**刑務所**に送致された。

　Sが送致された刑務所では、65歳以上の高齢者はかな
らず精神科の医務診察が行われ、本人の同意のもと簡単
な認知機能のチェックと問診がなされていた。医師はS
の経歴と診察結果から出所に際して何らかの支援をしな
ければ、Sはすぐに刑務所に戻ってくるしかないと考え、
分類保護部門に**特別調整**の必要があるのではないかと相
談した。

見立て

　分類保護部門の心理士は資料を基にSの生活歴と犯罪
例を振り返りながら、刑務所出所後の生活をどうするつ
もりか尋ねたが、何もイメージがもてないでいることが
わかった。医務で施行されたMMSEは20点であったが、
これが加齢による認知機能低下によるものなのか、そも
そも知的能力が高いとはいえないことがかなり影響して
いるのか判然としなかった。指でキツネを作ることはで
きたが、逆さキツネは混乱するばかりでうまくいかなか
った。WAIS-Ⅲを施行したところIQ68とボーダーライン
といえる数値を得た。おそらくSは生来、知的能力が高
い方ではなく、性格も内向的で口数が少なく、社会適応
に苦労する傾向があったと想像された。真面目な性格で
コツコツ働き、手先は器用だったので、若くて健康なと
きはプレス工として生活できていた。しかし50歳ごろ病
を得たため収入が途絶え、わずかな蓄えを使い果たして
ホームレスに転落し、ついには刑務所にたどり着いたも
のと思われた。Sは受刑者であるとはいえ反社会性には
乏しく、安定した生活が送れる条件が整えば社会生活を
送っていけると査定できた。

刑務所
刑事罰を執行する施設。
わが国では多くは懲役刑
であり刑務作業を行って
いる。近年は特別改善指
導として薬物依存・性犯
罪・暴力団離脱・就労支
援などが行われ心理士が
関与することが増えている。

特別調整
身体・知的・精神の障害を
もつ受刑者や高齢受刑
者で、出所後に定住先が
なく福祉サービスを受ける
必要があると認められた
受刑者を対象に社会復帰
を支援するために行われ
るもの。刑務所の分類保
護部門に所属するケース
ワーカーや心理技官が中
心になって行われる。受
刑者本人が希望している
ことが前提になる。

援助の経過

心理士は分類保護部門のケースワーカーと相談し、S を特別調整の対象とした。Sの意思を確認の上、精神科医に依頼して軽度知的障害および軽度認知障害の診断で精神障害者手帳を申請。帰住先として希望している自治体の地域生活定着支援事業の対象にしてもらえるよう働きかけた。また、時々Sと短い時間ではあったが面接をして、ともすれば投げやりになるSを励ました。Sは実家との交流がなく、仕事を失ってからは友人といえる友人ももたず、孤独な境遇だったためか、心理士が面接に行くと嬉しそうに応えた。出所後の生活について、自力で何とかできる見通しはもてずにいたが、住むところが提供されるなら嬉しいと語った。

Sは刑務所内でコツコツ作業に励み2年弱で仮出所した。希望する地域の地域生活定着支援センターの援助を得て、社会福祉法人が運営するグループホームに入所。その法人が運営する作業所に通所しながら社会生活を再開した。

地域生活定着支援事業
特別調整を実質化するために各都道府県に地域生活定着支援センターが設置され、障害をもつ出所者や高齢の出所者が地域で生活を送るための支援事業を行っている。具体的にはグループホームなどの定住先の支援・就労支援・作業所などの提供などを行う。

考察

急速に進む高齢社会化の中で、検挙され受刑する高齢者数が急増している。これは日本に限らずいわゆる先進諸国に共通した現象であるが、わが国の高齢受刑者数の増加は他国と比べても際立っている。

一口に高齢受刑者といっても、本事例のように高齢になって初めて刑務所に入る者もいれば、何回も刑務所を出たり入ったりしながら高齢になる者、重大犯罪で受刑し長期の刑を言い渡されて刑務所の中で老年期を迎える者など実態は多様である。

一般に高齢者になって初めて刑務所に入る場合、いわゆる犯罪性は乏しいことが多い。筆者らの調査では、高齢になっ

て初めて受刑する者の本件犯罪の多くは窃盗（万引き）や無銭飲食（詐欺）である。背景には経済的困窮と将来への不安があり、人とのつながりに乏しいという社会的孤立がある。社会福祉の支援を受けていない人も多い。殺人等の重大犯罪で受刑する者もいるが、多くは介護していた家族などがその被害者である。

　こうした高齢受刑者はやがて社会に戻っていく。生活に困窮し社会的に孤立した高齢受刑者が何の支援もなく刑務所を出ても、いずれ刑務所に戻ってくる以外に生きていく方途はないように思われる。万引きといえども犯罪であり軽視することはできないが、数年間刑務所で懲役を行った後に必要なのは、何よりも社会で生きていけるための福祉的支援である。認知機能や身体疾患、反社会性などをアセスメントした上で、医師やケースワーカーと連携して適切な福祉的支援を行うことが求められている。

（野村俊明）

参考文献

川西智也・野村俊明・原祐子ほか（2015）「高齢累犯受刑者のプロフィールに関する研究」『老年精神医学雑誌』26（9）, pp. 1028-1036.

長崎新聞社「累犯障害者問題取材班」（2013）『居場所を捜して──累犯障害者たち』長崎新聞社.

野村俊明（2014）「司法精神医学と触法精神障害者の社会内処遇のための司法と福祉の連携──地域生活定着支援センターの活動を通して」『臨床精神医学』43（9）, pp. 1303-1308.

野村俊明・川西智也・奥村雄介（2015）「高齢初回受刑者のプロフィールに関する研究」『老年精神医学雑誌』26（3）, pp. 297-303.

第1部 事例編／第4章 支援者支援

事例20　認知症介護専門職に対する研修
　　　　　　　　－研修を臨床心理的地域援助の視点からみる－

事例21　介護専門職への支援
　　　　　　　　－ケアマネジャーのケース理解と対応へのサポート－

事例22　認知症サポーター養成講座
　　　　　　　　－小学校における認知症サポーター養成講座の実施－

●認知症実臨床には、医師、看護師、薬剤師、精神保健福祉士、心理士、作業療法士、理学療法士、介護支援専門員、行政職員など多種類の専門職が関わる。また、ヘルパーや介護職など、認知症の人の生活を身近に支えるスタッフの働きも大きい。認知症の病態は複雑であり、生活背景などによっても問題の現れ方は多様となる。個々のスタッフが有する経験や知識を動員して対応しようとしても困難な場合も少なくない。このため、多職種でのカンファランスを定期的に開催し、情報共有、対応法についての検討、アウトカム評価を行うことが不可欠である。

●多職種連携において、心理職が専門性を期待される場面は多い。老年期あるいは認知症の人の心理特性の理解、行動理論に基づく認知症の人の行動特性の理解、グループダイナミクス理論に基づく家族間やスタッフ間の関係性の理解および関係調整などである。さらに、認知症の人に関わる「支援者」に対する心理的支援のニーズも看過できない。

●専門職への支援：厚生労働省資料によると、養介護施設従事者による高齢者虐待件数（2014年度）は、相談・通報1120件、虐待判断件数300件とされている。事件化しているものもあるが、この数自体は氷山の一角と言えるだろう。認知症の人を支援する専門職は、いずれも心身ともにストレスフルな環境で、認知症に関する十分な教育を受ける機会がないままに日々の仕事に追われている。支援者である専門職が認知症の人の心理や行動特性についての理解を深め、対応の基本事項について学習する機会が不可欠である。加えて、支援者自身のストレスケアに関する研修、仕事上の悩みや苦労を安心して話すことができる場の構築、支援者が心理的に孤立しないための支援体制の整備も重要な課題である。

●地域住民への支援：地域住民が、日常生活の中で認知症の人が困難に陥っている場面に遭遇する可能性も少なくない。認知症の人の心理や行動特徴を理解しつつ、家族のように温かく見守り、声のかけ方などを心得ている住民が多くいる地域社会を創出することが逼迫する課題である。

●心理職は、認知症の人を取り巻く支援システムの重要なスタッフであると同時に、支援者（各種専門職、地域住民、ボランティアなど）に対するサポートスタッフとしての役割も期待されている。本章の事例20では、認知症介護専門職員への研修の中で心理職が果たす役割について、事例21ではケアマネジャーおよび行政職員に対するコンサルテーション事例について、事例22では小学校で学童向けに開催された認知症サポーター養成講座について紹介する。

（原祐子・深津亮）

事例20 認知症介護専門職に対する研修
－研修を臨床心理的地域援助の視点からみる－

キーワード 若年認知症ケア｜若年認知症専門員｜現任者研修

研修の概要

若年認知症ケア
健常に成長した18歳以上64歳未満の人が、認知症を発症した場合に若年認知症という。若年性認知症とも。若年認知症は高齢者の認知症とケアの特性が異なる部分がある。その特性を踏まえたケアのことを言う。

若年認知症専門員
NPO法人若年認知症サポートセンターが主催する研修を受講し修了した者に与えられる名称。若年認知症ケアに必要な知見を学び、臨床現場で活躍している人たちである。

若年認知症専門員認定研修は、NPO法人若年認知症サポートセンターが企画運営する独自の研修事業である。

●研修の発足経緯・背景

「若年認知症専門員認定研修」は、2011年から開始され、年1回実施されている。

若年認知症（もしくは若年性認知症）者への支援は、2008年の厚生労働省の報告書「認知症の医療と生活の質を高める緊急プロジェクト」によるといえる。それと前後して国による若年認知症の疫学調査の結果が2009年に出された。そこで10万人に約47人の若年認知症者がいると推計された。若年認知症施策は、2012年の厚生労働省報告書「今後の認知症施策の方向性について」でも若年認知症への支援が課題として取り上げられ、同年の「認知症施策推進5か年計画（オレンジプラン）」、2015年の「認知症施策推進総合戦略（新オレンジプラン）」の中で、若年認知症への施策内容が提示され、段階的に具体的取り組みがなされ始めている。

本研修は、上記の社会背景の中で、企画されスタートした。当初は、月1回の間隔による開催で計4回（4か月間）からなる研修であった。3年目に研修日程の見直しを行い、2日間連続の研修を月1回実施し計4回（2か月間）の形に変更した。研修プログラムは、講義と事例学習から構成されている。研修参加者は、介護福祉士、看護師、

介護支援専門員から家族介護経験者まで多様である。

● 研修のねらい

　本研修は、若年認知症本人が、本人らしくより長く快適に過ごしていくための専門的なケア・支援の提供を行える人材育成を目的としている。到達目標は、1）若年認知症本人ならびに家族の「生活の実態」を理解し若年認知症特有の課題を分析できること、2）若年認知症ケアに必要な知識と技術、社会資源の活用方法を習得すること、3）若年認知症本人ならびに家族の尊厳を踏まえた支援の実践ができること、4）支援に必要なネットワークを活用することで、活動に際しての自身の社会資源とすること。この4つを掲げている。最後の項目は、研修中の参加者同士の交流を通してなされるものである。

研修の実際

　1日目、2日目は若年認知症の理解と支援に必要な知識に関する講義が中心となる。2日目の午後に若年認知症の介護家族の介護経験談を聞く時間がある。たとえば、20歳代の子ども世代が、親が60歳前で認知症になった現実を最初は受け入れられなかったこと、認知症とその疾患を抱える親をどう受け入れ介護に関わったかという、いわゆるヤングケアラーの立場の話、夫が妻を介護するに際して、仕事と家事と子育ての両立をどう行ったか、そして介護の苦労がある中でも、認知症により変化する妻に対する変わらぬ愛情があることを語る夫の話など。なお、体験談は、一定の受容に至っている介護家族に依頼している。

　3日目、4日目は事例学習が中心となる。事例は実際の

事例を土台に倫理面に配慮し加工した模擬事例を用いて実施している。たとえば、50代の男性が認知症になり仕事に支障をきたしてきた。一方、自宅での様子に変化はないため、妻も子どもたちも気づかずにいる。そこに突然会社から連絡が入り、仕事の継続が難しいので退職してほしい旨が伝えられる。妻は慌てて会社の人事担当の話を聞くが、対応に迷い、相談先を探し、地域包括支援センターにたどり着いた。このような事例をどのようにアセスメントし支援するかという課題をグループ討議で検討する。支援にはケア（介護）だけではなく、社会資源の活用や会社との調整、家族間調整と家族支援といったソーシャルワークやマネジメントの視点と技法も含まれる。

　参加者は、専門職としてのそれぞれの立場から、どのように考え、どう支援すると良いか意見を述べ合う。このとき、どう支援するかというHow toのみに議論が偏る場合がある。また若年認知症の特性（本人の年齢における社会的立場、家族の構成やその現状）を考慮しない議論がなされるときもある。その際は研修のファシリテーター役が議論の方向性の調整を行う。そしてグループ討議の結果は、全体で共有される。本研修講師（法人理事が担当。精神科医、看護師、ソーシャルワーカー、臨床心理士などからなる）がグループワークのファシリテートと共有の際の助言を行う。

　なお、臨床心理士である筆者は、講義「介護家族の理解」を担当し、介護家族の疾患受容のプロセス、ジェノグラム（家族図）を用いた家族関係の理解の仕方を説明している。また、本研修全体の企画構成を担当し、研修全体の進行役を担っている。

評価

　本研修は2016年で第6期を数え、約140名の修了生を輩出している。一民間団体の自主研修としては、十分な実績であるといえる。何よりも、修了生はそれぞれの地域で若年認知症ケアの牽引役を担っている。たとえば、2016年から、国の施策として都道府県に「若年性認知症コーディネーター」の設置が進められている。若年性認知症コーディネーターの養成研修は国主導で実施されているが、本研修修了生が若年性認知症コーディネーターに任命されたり、所属する事業所が若年性認知症の相談支援機関を委託されたりと、活動の幅を広げている。

　本研修内容に関しても、研修修了時にアンケートを実施しており、第5期までの評価は、10点満点中、平均8.9点の評価であった。さらに2016年1月に実施した追跡調査の結果、115名中50名から回答を得、研修の全体評価は10点満点中、平均8.0点と、研修修了後においても一定の評価を得ていることが示され、本研修が実践現場で役に立っているという評価を得た。

考察

　筆者は臨床心理士という専門職として本研修に関わっている。臨床心理業務としては、個別援助面接や心理アセスメントが主に想起されやすい。一方で、臨床心理業務には臨床心理的地域援助もある。公認心理師法においても、業務の4番目に「心の健康に関する知識の普及を図るための教育及び情報の提供」が示されている。本報告内容はこれらに該当するといえる。

　研修はいわゆるクライエントへの直接的援助ではない。しかし、クライエントに関わる専門職を支援することで、クライエントの生活支援を行う間接的援助といえる。クライエン

現任者研修
現任者とは臨床現場で活動している人を指す。介護現場の場合介護専門職が主に該当する。これらに対して、そのスキル等の向上を目的とした研修のこと。

トと直接関わる臨場感はないが、クライエントを参加者の後ろに見つつ、現任者である参加者に関わることは、また違った意味での臨場感を体験できるものであるといえる。そのような臨場感の体験は、一定程度その分野での直接的な臨床経験を積んでいないと、臨床心理的地域援助として研修を展開することは難しいともいえる。そして、このような間接支援の経験が、次の直接支援の際の新たな知見となって活かされていくといえる。

（小野寺敦志）

参考文献
若年認知症サポートセンターHP　http://jn-support.com/　（2016/11/25検索）
木舟雅子ほか（2016）「若年認知症専門員研修について」『日本認知症ケア学会誌　第17回日本認知症ケア学会大会プログラム・抄録集』15（1）, p. 188.
公認心理師法

事例21 介護専門職への支援
－ケアマネジャーのケース理解と対応へのサポートー

キーワード　他職種支援｜アセスメント｜夫婦同席面接｜
コミュニティ・アプローチ｜問題解決志向

ケースの概要

　　行政の福祉課で月に1度開かれる心理相談室で、ケア
マネジャーから担当夫婦についての相談を受けたケース
である。ケアマネジメント対象の夫婦は、ともに60歳
代の後半で子どもはなく、公営住宅で二人暮らし。夫婦
ともに無職で年金生活をしている。妻は体が不自由で夫
の介助を受けてくらしているが、夫に向けて暴言をはき、
夫は妻の暴言に耐えかねて手をあげてしまうことがあり、
ケアマネジャーが対応に苦慮しているとの相談であった。
福祉分野のケースは日常的支援を必要としていることが
多いが、この相談室での継続面接は2回までと定められて
いるため限られた心理面接だけでは不安が残る。一方こ
の相談室は、その場で利用可能なサービスや他の相談窓
口を提示し、予約ができる利点がある。こうしたこの相
談室の特徴を踏まえ、ケアマネジャーが対象者と来室し
た場合は面接を行うが、日常的支援の主体はあくまでケ
アマネジャーであるため、心理相談の主たる目的を、ケ
アマネジャーのケース理解を助け、今後の対応を支援す
る**他職種支援**と決めた。2回目面接から夫の認知症罹患
がわかりその対応も含めた支援事例である。

アセスメント

　　マネジャーは、日々起きていることには丁寧に対応し、
対象となる夫婦の日常生活の実態把握はできているが、そ

他職種支援
専門性の異なるアプロー
チに対する心理的支援。
このケースでは、夫婦の
ケアマネジメントを担うケ
アマネジャーに心理職が
心理的理解やアプローチ
を示し共有すること、必要
に応じて福祉課職員など
にも協力要請をすること。

アセスメント
アセスメントとは対象の心
理的・行動的特徴を見極
めることで、このケースの
場合は夫婦の特徴だけで
なく支援者を含めた人々
の関わり方と課題に対す
るとらえ方、各人間間に生
じている相互作用の見極
めを指す。

のぶん現実の出来事に振り回される傾向にあり、出来事の背景に目が向いていないことが予測された。そこで、心理的支援の第一目標をケアマネジャーのケース理解を助けることに置き、行動面に着目するのではなく、問題視されている妻の暴言や夫の暴力が発生するメカニズムを理解するためのケースアセスメントをともに行った。また第二目標を本ケースでの体験を他ケース対応への「汎化」につなぐこととし、問題とされる行動をなくす介入の糸口をケースアセスメントから見出すこと、介入の結果を検証する、特に夫婦間で生じている相互作用への理解を促して、本ケースにおける心理的理解と実際の対応がどのようにつながるかを体験してもらった。

援助の経過

第1回面接　ケアマネジャーが夫と来談。ケアマネジャーは夫婦2人を見てほしいと思い声かけをしたものの夫しかこないことを問題視していたが、心理相談には来室できる人だけでよい、地域社会の中での相談は動機づけに合わせた対応が必要であり、無理な介入はかえって効果がなく来室に対してモチベーションが高い人物のみとの面接がむしろ有用であると説明した。

　時折質問をする以外は夫から介護の現状を自由に語ってもらう中で、本ケースの背景となっていることもみえてきた。リューマチのため松葉杖で家事をこなしていた妻が、1年半ほど前転倒、骨折をして入院した。退院後車いす生活となり夫の介助を受けて生活している。夫は妻の介助に不平をもらすこともなく、車の運転が好きなため妻の送り迎えなども苦にならない。しかし難聴で日中は補聴器を使用、妻の頼みも聞こえにくく、また50

歳代半ばより透析が必要となり、現在週に3日通院中の夫は疲れやすいため、妻の要望に応えたくとも体が動かず、妻をイライラさせる可能性があると考えられた。妻は週1日訪問看護を利用、週に2回リハビリを兼ねたデイサービスに通所しており、友人もできて通所を楽しみにしているのに対し、もともと多趣味な夫はさまざまな理由で社会参加が減少し、通院などの用事以外の外出は現在月に2回のみとなっている。以前、妻に一方的に自分を否定され我慢ができなくなって手をあげてしまった際、110番通報をされてショックを受けたエピソードを言いにくそうに話した後、手をあげることは悪いとわかっているが、妻から毎日のように浴びせられる暴言は「言葉で追いつめてくる」ようであり、自宅を時々見回ってくれる民生委員にも一方的に「夫（自分）を悪く言いたい放題」であると話し、我慢できなくなるときもあると話した。こうした夫の言い分は、一方的に自分が悪いわけではない、自分のことを理解してもらえる相手や機会がほしい、また我慢の限界に達したときどうしたらよいか知りたいという気持ちを訴えているように思えた。面接の後半には「（妻は）体が動けば自分で思うように家事をやりたいのかもしれない」と妻の気持ちを思いやることばも出た。面接後の振り返りの中で、夫婦それぞれの体調が精神状態に与える影響の可能性、夫が話を聴いてほしいと思っていること、妻に手をあげないようにしたいと思っていること、夫の話を丁寧に聴く機会を作れば夫が自身の気持ちを整理し気づきを得て変化することなど面接から得た情報をケアマネジャーに伝え、夫が安心して話せる場や相手を作ることが暴力の抑止につながるのではないかという認識を心理職とケアマネジャーで共有した。夫が2回目の面接を希望したので、1か月後に設定し

た。

第2回面接　ケアマネジャーと夫が来室。面接冒頭、夫本人から最近もの忘れがひどくなり心配になったとの訴えがあったため、行政の主催する医師のもの忘れ相談をその場で予約してもらい、受診につないだ。第1回目同様、夫に自由に語ってもらったところ、妻が自分の外出にまで口をはさむ、外出中の唯一自由な時間に妻から用事を言いつけられることで自分の時間がなくなってしまうなど、夫が妻から管理され自由が少ないと感じる生活の不自由さが語られ、その不自由さを我慢しきれなくなるとカーッとなることへの気づきが得られた。そこで暴力抑止のために「夫も社会生活の場を広げ、夫婦が物理的に離れる時間を増やすことで衝突の機会を減らし、妻の意見が及ばない自分の時間・空間をもてるように工夫すること」を夫、ケアマネジャーに提案、面接場面で具体的な方法を確認し合った。ケアマネジャーとの振り返りでは、認知症について、受診とその後の対応、服薬管理や乗用車の利用について打ち合わせを行った。心理相談は連続2回までという規定で面接は終了となるため、心理面でのサポートのみでなく、ケースワーク的な関わりにも心を砕いた。面接後の受診で夫が軽度認知症と診断され服薬が始まったので、服薬管理は妻、その妻をケアマネジャーがサポートすることになった。自家用車利用中止については、夫婦ともにかなり抵抗があったが、ケアマネジャーやデイサービス職員などの説得と介護タクシーの紹介など制度利用の方法説明・サポートなどの対応で運転免許も返上された。

第3回面接　第1、2回目の夫単独面談のおよそ1年後、**夫婦同席面接** が設定された。妻の暴言が増大し妻から夫への暴力行為もあることから夫婦ともに面接を希望した。

夫婦同席面接
心理職が複数の対象者と同時に面接を行うこと。このケースでは夫婦が同時に心理職との面接を行うことにより、夫婦内の相互作用や、面接同席者をはじめ外部の人間と自身の関係をどのようにとらえ、課題をどのように感じているかが情報として得られ、その情報を基に対象者のより多角的な理解とそれまでの介入の検証、今後の方針設定の助けとする。

ケアマネジャーとの事前打ち合わせで今回の面接の目標として、認知症の夫が主に担う日常生活に大きな問題がないことを確認し、1年間の振り返りと、時間経過後のケアマネジメントの目的や方法などについて再検討することとした。夫は前回の面接後、社会参加が増加、それに伴ってカーッとしたらその場を離れることができるようになったが、妻からの暴力行為にはつい応戦してしまうことがあると話した。来室した妻は夫についての暴言ともとれる一方的な非難が止まらなかったが、その中にも認知症の夫の行動への不安や、妻自身の体がきかなくなっていく不安やくやしさも感じられて、妻のそういった気持ちを拾って言語化し返すことにより、カウンセラーと話し合えるようになった。面接の場で夫婦が離れて過ごす自分の時間を充実させることを確認し合い、その時間を互いに尊重し合うこと、妻の生活上の不安は夫にそのままぶつけるのではなくケアマネジャーをはじめとする支援者にすぐに相談することを提案し、夫婦双方から同意が得られた。ケアマネジャーとの振り返りでは、面接で得られた情報を基にケアマネジャーが問題としている夫婦の暴言・暴力について心理的な背景やそれぞれが互いに与え合っている精神的な影響について説明し、心身両面からの理解を共有した。特に今後の課題として、認知症の夫が家事を担うことのリスクとその対応方法を具体的に検討し、また体がきかなくなっていく現実に妻が折り合いをつけるプロセスに寄り添うことを確認し合い、生活支援、妻への心理的支援双方を、ケアマネジャーを中心に訪問看護、デイサービス、民生委員にその任を担ってもらい、行政職員にもサポートを要請した。

考察

コミュニティ・アプローチ

コミュニティ・アプローチとは、地域社会で生活を営んでいる人びとの、心の問題の発生予防、心の支援、社会的能力の向上、心理・社会的環境の調整、心に関する情報の提供などを行う臨床心理学的行為のことをいう。このケースでは、山本ほか（1995）のコミュニティ臨床を志向する心理臨床家の基本姿勢の視点に沿って内容を整理した。

問題解決志向

私たちは問題が生じたとき、その原因を探り原因を除去し克服することで問題を解決しようとするが、機械故障の場合などと違い、人間関係では原因が取り除かれたかにみえても問題は解決しないことがよくある。解決困難な場合、原因の追究と解決の創造を分けて考え、原因を追究せずにひたすら解決を図ることが近道の場合が多い。これはブリーフセラピーの方法の1つで、基本となるアプローチは、良循環を膨らませる「例外」の活用と悪循環を断ち切ることの2つである。このケースでは、悪循環を断ち切る方法だけでなく、妻の夫への助言が暴言にならない「例外」や夫の認知症であっても保たれている能力の活用によって好循環を生み出す方法も用いることができた。

コミュニティ・アプローチ　行政の福祉窓口の隣にある心理相談室では、家族から介護の悩みを受けるだけでなく、職員、介護専門職、民生委員など介護支援者からの相談を受けることもある。本ケースは、虐待が疑われる困難ケースを担当するケアマネジャーのサポートであった。対象者との面接は行わないことが多いが、本ケースではアセスメントのために3回面接を行った。面接にはケアマネジャーに同席をしてもらい、情報とその収集過程の共有とケース理解に役立ててもらった。また、ケアマネジャーとは研修などで年に2、3回会う機会があったので、そのつど時間をとって本ケースについての報告を受け心理職の理解を伝えることでコンサルタントとしての役割も担った。行政職員にも必要なサポートを依頼し、心理職が日常的に関わらないケースにおいても対象者（本ケースでは夫婦）の生活場面に向けられている支援が実行されるよう心理職以外との協働、専門機関同士の連携強化を心がけた。特に夫の認知症の進行、妻の身体状況の悪化に関しては日頃から情報収集し、リスクが増大し支援方法再検討が必要な場合は相談してほしい旨をケアマネジャーと行政職員に伝えた。

問題解決志向　生活の場における心理的課題、特に人間関係の課題は原因がわかっても、取り除いたり克服することが難しい場合が多い。そもそも難しいから課題が生じるともいえよう。こうした場合、原因の追究と解決の創造を分けて考えれば、解決の糸口が見える。本ケースの場合は、妻の暴言→我慢できず夫が暴力→妻の暴言、夫・援助者が妻を問題視→妻の問題行動がエスカレート→妻をますます問題視、といった2種類の悪循環が生じていたので、夫に自分の世界をもたせ物理的にも精神的にも妻の暴言から距離を置くようにする、夫が我慢せず逃げる、あるいは妻の態度の背景理解を促進する、妻が現実に折り合いをつける作業を進めて暴言が減少するなどの対応方法で悪循環を断ち切るアプローチをケア

マネジャーに提案し、行政職員にサポートを依頼した。来談
者の動機付けにあわせた対応が肝要であるためいくつかの方
法を提案し、問題解決志向の特徴的方法として、個人の短所
に変革を求めるより個人の長所強化を大切にし、個人理解の
みでなく事例全体の理解によるシステム介入を行った。

(堀恭子)

参考文献

下山晴彦（編著）(2004)『臨床心理学の新しいかたち』誠信書房.

高橋規子(2005)「家族面接におけるナラティヴ・アプローチ」,亀口憲治（編）『現
　　代のエスプリ451 家族療法の現在』pp.49-57. 至文堂.

高畠克子(2011)『臨床心理学を学ぶ⑤ コミュニティ・アプローチ』東京大学出版
　　会.

長谷川啓三（編著）(2010)『解決志向介護コミュニケーション──短期療法で家
　　族を変える』誠信書房.

増沢高・青木紀久代（編著）(2012)『社会的養護における生活臨床と心理臨床
　　──多職種協働による支援と心理職の役割』福村出版.

山本和郎・原裕・箕口雅博・久田満（編著）(1995)『臨床・コミュニティ心理学
　　──臨床心理学的地域援助の基礎知識』ミネルヴァ書房.

事例22 認知症サポーター養成講座
－小学校における認知症サポーター養成講座の実施－

キーワード 認知症サポーター｜地域包括ケアシステム｜世代間交流｜
アクティブシニア｜新オレンジプラン

認知症サポーター養成講座の概要

認知症サポーター
誰もが暮らしやすい地域を作るために、認知症について正しい知識を習得し、自分のできる範囲で認知症の人や家族を応援するボランティアのこと。認知症サポーターになるためには、認知症サポーター養成講座を受講することが条件となる。

公立の小学校Tでは、4年生の「総合的な学習の時間」で福祉について学習することになっている。その時間は地域包括支援センターU（以下「包括U」）が担当し、高齢者に関する基礎的知識の習得と体験的学習を組み合わせた授業を実施してきた。「認知症サポーター養成講座」はプログラムの一部として開講されてきたが、街ぐるみ認知相談センターの心理士が講師を務めることになった。

小学校Tの担任から「困っている人がいたらむやみに助けるのではなく、よく観察してその人が手を貸して欲しい部分に手を貸すことを知って欲しい」という思いを聞き、観察のポイントを講座の中に取り入れることにした。当日は、ほぼイラストのみのパワーポイントを用いて、認知症の基本的知識を解説した。認知症の人への対応方法に関しては説明だけでなく、包括Uの職員が寸劇を行った。徘徊老人への良い対応と悪い対応を紹介した劇で、流行のギャグをまじえて笑いを誘ったり、担任を巻き込んでセリフを言ってもらったり、児童には非常に好評だった。

講座のまとめでは、他人について何ができなくて何に困っているのか知ることは難しいが、「今できていることはなんだろう」という観点でその人を見ることと、その人が「笑顔になること」を探して欲しいと伝えた。その例として、認知症の人は病気になる前は、長いこと普通の暮らしをしてきた人たちであり、最近のことは忘

れていても、病前の記憶は残っている場合があること、認知症の人のみならず高齢者が好む話題や、好きなこともあわせて紹介した。

導入の経緯

　包括Uでは**地域包括ケアシステム**構築のために、「地域の人が困っている人を何となく気にかけてもらえるような街を作る」をスローガンに掲げ、地域の互助関係を復活させる活動を行ってきた。高齢者ばかりにアプローチしていても互助関係が広まっていかないことから、包括Uでは「子ども」の力に着目し、**世代間交流**の場となりやすい小学校や保育所等との連携を重視してきた。イベント的な高齢者と子どもの交流会だけではなく、**アクティブシニア**にスクールガードとして活躍してもらうことや、あいさつ運動に参加するなど日常的な関わりを促進してきた。

　そんなおり、包括Uの担当地域で徘徊していた認知症の人を小学校Tの児童が見つけ教員に連絡したことで、包括Uに保護されたという出来事があった。そのことをきっかけに、小学校Tで高齢者福祉について話す機会を得ることができ、認知症サポーター養成講座の開催にもつながった。授業として利用しやすいようにプログラム化するなどの工夫によって、単発ではなく定期的なものとして根付き、他の小学校からも依頼されるようになってきた。

　一方、街ぐるみ認知症相談センター（以下「センター」）では、「すべての市民に認知症について正しく理解してもらうこと」を目的に普及・啓発活動を行ってきた。市民公開講座や町内会等での認知症サポーター養成講座の開

地域包括ケアシステム
高齢者が可能な限り住み慣れた地域で、自分らしい生活を続けられるように、「住まい」「医療」「介護」「生活支援」「予防」を包括的に提供する体制のこと。その体制が地域の特性に合った形で構築されるように、国主導ではなく市区町村が主体となり、地域づくりをしていくことが求められている。

世代間交流
世代の異なる人たちが互いに交流し、それぞれの文化や価値観の理解を深める活動。単身世帯や核家族世帯の増加に伴い、家庭の中で高齢者と子どもなど多世代が自然な形で交流することが減少したことによって、その必要性が意識されるようになった。

アクティブシニア
いわゆる前期高齢者の年代で、定年退職後に趣味やさまざまな活動に意欲的に取り組んでいる高齢者のこと。

催、市民祭りへの参加など幅広く活動をすることを意識しているが、参加者の年齢層はいずれも高く、若い年代への普及・啓発にはつながっていない状況があった。包括Uとセンターが共通の問題意識や目標をもって活動してきたことから、小学校で一緒に認知症サポーター養成講座を実施することが実現した

児童の反応

　講座を受けた児童にこれまでに認知症の人と接したことがあるかどうか尋ねると、ほとんど手が挙がらなかった。実生活上で認知症の人と接点がほとんどないにもかかわらず、質疑応答の時間では実に多くの質問が出た。以下、児童の反応の一部を紹介する。

Q1：「認知症になるきっかけってあるの?」
Q2：「認知症に似た病気にはどんなものがあるの?」
Q3：「認知症になってしまうと新しいことは何も覚えられなくなってしまうの?」
Q4：「最後は愛する人（家族）のことも忘れてしまうの?」
Q5：「ご飯をしっかり食べていたら認知症にはならない?」
Q6：「子どもと接すると認知症は良くなるの?」
Q7：「不安な人をどうやって安心させてあげたら良い?」
Q8：「認知症の人は昔の話の中でもどんな話が好きですか?」

　質問の内容は、大きく分けて認知症の人の数や疾患に関する質問と、認知症予防に関する質問、認知症の人との関わりに関する質問であった。質問以外にも、「まずは自分のおばあちゃん、おじいちゃんを大事にしようと思

った」「家に帰っておうちの人に今日学んだことを教えてあげようと思う」などの感想も出た。講座の内容をよく理解していることと、関心の高さがうかがえた。児童には認知症サポーターになった証として、オレンジリングが配布された。

考察

新オレンジプランにおいて、「学校教育等における認知症の人を含む高齢者への理解の推進」の項目が盛り込まれ、子どもを対象として普及・啓発活動を行うことが掲げられている。偏見のない高齢者観を育て、人権を尊重する基礎を理解し、他人の気持ちに配慮する心を育てるためには、子どものうちからの教育が効果的だろう。また、認知症サポーターは790万人（2016年9月時点）を突破しているが、その年齢別の割合は10代と60代以上に偏り、働く世代や子育て世代である20〜50代の割合が少ない。このような現状からも、子どもに認知症のことを正しく知ってもらい、親に話してもらうことで、親世代にも認知症をはじめ地域の高齢者に関心をもってもらえるきっかけになるのではないかと考えられる。

今後さらに認知症について普及・啓発していくためには、事例のように地域の各資源が、対象とする世代の枠を取り払って互いに連携していくことが重要である。　　　　　（山下真里）

新オレンジプラン
2012年に厚生労働省が「認知症施策推進5カ年計画（オレンジプラン）」を発表したが、それに代わるものとして2015年に打ち出された新戦略のこと。当事者や家族に優しい地域づくりを基本的理念とし、認知症の予防や診断、治療の体制整備などが盛り込まれた。
（→98ページも参照）

参考文献
全国キャラバン・メイト連絡協議会 (2013)「【新版】認知症サポーター地域づくり事例集－認知症サポーターの活動」．

第 II 部 理論編

1 認知症の診断と治療
2 認知症の周辺 —高齢者によくみられる精神疾患—
3 認知症をとらえる心理アセスメント
4 認知症の人へのケア —心理職の役割—
5 認知症家族介護者の心理と支援
6 認知症を対象とする心理療法的アプローチ
7 「街ぐるみ認知症相談センター」の実践と役割

●第Ⅱ部では、認知症の人の支援に携わる上で必要な医学的・心理学的な理論や知識を取り上げている。第Ⅰ部の事例編とあわせて読んでいただくことで、認知症の臨床の実際が総合的・立体的に理解できることを目指している。

●はじめに認知症の診断と治療の基本が述べられている。ここでは認知症の診断と医学的治療がどのようにして行われていくかを理解できるであろう。次に、高齢者の臨床においてしばしば遭遇する精神疾患が紹介されている。こうした領域の精神医学的知識は認知症の人の支援に携わる上で必須である。三番目に認知症の診断とケアに不可欠な心理アセスメントが概説されている。画像診断がどのように進歩しようとも神経心理学的な検査の必要性がなくなることはないだろう。心理アセスメントは心理臨床家に求められる重要な技能である。

●第Ⅱ部の後半では、狭義の医療から離れて、認知症の人へのケアや介護者への支援に関する理論が述べられている。これはこれまで心理臨床家が担ってきた、またこれからも担うことが期待される重要な領域である。次に心理療法を認知症の人に応用しようとする試みについて解説を加えた。これはまだまだ新しい試みであって十分な成果が確認されているとはいえないが、この章を一読することで現在の到達点を把握することができる。さらなる展開が期待される領域であろう。

●最後に、「認知症の早期発見・早期対応」と「認知症になっても安心して暮らせる街づくり」を目指した活動の先駆的な試みである日本医科大学武蔵小杉病院の街ぐるみ認知症相談センターの活動の実際を紹介した。　　　　　　　　（野村俊明）

1　認知症の診断と治療

　認知症とその原因疾患を診断することは、認知症の人と家族が有意義な生活を維持していくために必要である。その上で、原因疾患に対する適切な薬物治療、非薬物治療、介護を行っていく。ここでは、認知症性疾患の診断と薬物治療について解説する。

1）認知症の診断手順

　認知症の診断手順を図Ⅱ-1-1に示した。認知症であるかどうかの診断とその原因疾患（表Ⅱ-1-1）の鑑別のために、問診、内科学的診察、神経学的および精神科的診察、認知機能を評価するための神経心理学的診察を行う。次に血液検査、画像検査、必要に応じて髄液検査、脳波なども行うことがある。

●問診：現病歴、家族歴、既往歴
●内科学的診察
●神経学的診察、精神科的診察
●神経心理学的診察
●検査
　血液検査
　画像検査（ニューロイメージング）
　髄液検査
　電気生理学的検査（脳波）

診断

図Ⅱ-1-1　認知症疾患の診断手順

表Ⅱ-1-1　認知症を起こす主な疾患

脳血管障害	：血管性認知症
変性疾患	：アルツハイマー病、前頭側頭葉変性症、レビー小体型認知症、大脳皮質基底核変性症、進行性核上性麻痺など
感染症	：脳炎、進行麻痺、エイズ脳症、プリオン病など
腫瘍	：脳腫瘍
その他中枢神経疾患	：神経ベーチェット、多発性硬化症など
外傷	：慢性硬膜下血腫
髄液循環障害	：正常圧水頭症
内分泌障害	：甲状腺機能低下症、副甲状腺機能亢進症など
中毒、栄養障害	：アルコール中毒、ビタミンB12欠乏など

1●問診

認知症の診断において問診は最も大切であり、患者と家族の両者から聴取するのが基本である。症状、症状の始まり方と経過（現病歴）を聴取する。そして、既往歴と現在治療中の疾患の有無について聞く。認知症様症状が薬による可能性もあるので、服薬している薬剤についても聞いておく。教育歴についても患者に不快感を抱かせないような聞き方で、知っておく必要がある。教育歴は認知機能テストと相関がある。そして、これまでの生活歴と現在1日をどのように過ごしているか、趣味、仕事や家事はできているか、外での活動の様子、日常生活に手伝いは必要ないかなど生活の様子がわかるように聞いておく。幻視や易怒性などの行動・心理症状の有無についても聞く。

2●内科学的診察

胸腹部、浮腫などの一般的な内科診察をする。甲状腺機能低下症や代謝性脳症などの内科疾患でも認知症様症状を呈することがある。

3●神経学的および精神科的診察

精神科的診察としては、表情や話し方などを観察する。神経症状を伴う認知症性疾患（表II-1-2）は数多くあり、その鑑別のために神経学的診察は欠かせない。

4●神経心理学的診察

初診時では見当識や記憶障害の有無がわかるような質問を問診の中ですることでも良いし、改定長谷川式簡易認知機能評価スケールやMini Mental State Examination（MMSE）などのスクリーニングテストを実施して認知機能を評価する。症例に応じて、さらに詳細な認知機能テストを行うこともある。

5●血液検査

認知症の症状を呈する内科的疾患の鑑別のために必要である。基本的な血液一般

表II-1-2　神経症状と認知症を伴う神経疾患

神経症状	認知症性疾患
麻痺	血管性認知症、硬膜下血腫など
パーキンソニズム	レビー小体型認知症、血管性認知症、進行性核上性麻痺など
不随意運動	レビー小体型認知症、進行性核上性麻痺、ハンチントン病など
構音障害、嚥下障害	血管性認知症、進行性核上性麻痺など
眼球運動障害	進行性核上性麻痺、血管性認知症など

検査と生化学的検査に加えて、梅毒検査、甲状腺ホルモン測定、ビタミンB_1、B_{12}などを調べておく。高齢者では、骨粗鬆症の治療薬を服用している人も多く、血清カルシウムを調べておくことも必要である。

6●画像検査

　認知症の鑑別診断に必要である。CTとMRIで主に形態的な変化を検出する。SPECTとPETを用いれば、脳循環代謝、神経伝達物質の分泌と受容体、そして異常なタンパクの蓄積などを画像としてみることができる。脳循環代謝量は神経機能と相関をしていることから脳の機能を知ることができ、診断の根拠に利用できる。日常の臨床で利用されている神経伝達物質のイメージングとしては、パーキンソン病やレビー小体型認知症の診断に役立つドーパミントランスポーターのイメージングがある。PETを用いれば異常タンパクのタウとアミロイドのイメージングが可能である。

7●髄液検査

　中枢神経系の炎症が原因と考えられる時は必須の検査である。髄液中のβアミロイドとタウの測定はアルツハイマー病の診断に役立つ。

8●脳波検査

　てんかんが疑われる時は必須の検査である。非けいれん性てんかんは認知症との鑑別が必要になる。

2）認知症の診断

　認知症かどうかは、問診による生活の様子と認知機能の評価から診断をする。認知機能の低下があり、社会生活や日常の生活に支障があれば、認知症と診断をする。

3）主な認知症性疾患の診断
1●アルツハイマー病

　診断は、認知症があって、アルツハイマー病以外に認知症を生じる疾患がないことを確認することでされる。病気の始まりの特定は難しく、いつとはなしに始

まり、ゆっくりと進行する記憶障害がある。神経学的診察では、脳血管障害や他の神経変性疾患の合併がなければ異常はない。神経心理学的検査では、失見当識、記憶障害、実行機能障害、構成障害などが認められる。CTとMRIでは脳萎縮が認められ、海馬を含む側頭葉内側の萎縮は診断の根拠の一つになる。脳血流SPECTでの頭頂葉と後部帯状回の血流低下も診断を示唆する。髄液中のアミロイドβ42の低下、総タウ蛋白とリン酸化タウ蛋白の増加も診断の根拠となる。保険適用はないが、PETによるアミロイドイメージングやタウイメージングをすれば、アミロイドとタウの蓄積が認められる。

2●血管性認知症

　大血管から微小血管までの血管性病因により生じた脳血管障害が原因であるから、血管病巣の範囲、部位、型により、発現する症状は多様である。そして、段階的進行、急激な進行、緩徐な悪化、悪化の停止、改善など経過もさまざまである。

　診断は、既往に脳血管障害を認め、画像で病巣が確認され、その脳血管障害と認知症との関連が認められるときに血管性認知症と診断する。したがって、CTやMRIは診断に必須である。既往の脳血管障害による運動麻痺や、感覚障害、構音障害等のさまざまな神経局所症状を認めることは、診断の一助となる。血管性認知症でよくみられる症状には、意欲低下、関心の低下、実行機能障害などがある。日本に多い皮質下血管性認知症は、皮質下領域のラクナ梗塞と白質病変に起因し、認知症、アパシー、うつ、歩行障害、固縮などを呈するが、既往の脳血管障害の発作が病歴に明らかでないこともある。

3●レビー小体型認知症

　脳幹や大脳皮質の神経細胞にレビー小体が出現している疾患である。レビー小体にはαシヌクレインが沈着している。診断は、特徴的な臨床所見と画像所見ですることができる。症状としては、発病早期からの幻視、症状の変動、パーキンソニズムが特徴である。自律神経症状もあり、失神や転倒のエピソード、抗精神病薬に対する感受性亢進、そしてレム睡眠行動異常も特徴とされている。画像検査では、脳の萎縮はアルツハイマー病より軽度とされており、後頭葉の血流低下、MIBG心筋シンチグラムでの心臓の取り込み低下、イオフルパンSPECTでの線条体のドーパミントランスポーターの低下が特徴で、診断の根拠に利用できる。

4◉前頭側頭葉変性症

　この疾患には、前頭側頭型認知症、意味性認知症、非流暢性失語が含まれる。症状に特徴があり、診断に役立つ。初期には記憶障害が目立たなく、行動異常が目立つ。抑制がきかなく、万引きや暴言、暴力などがみられ、毎日同じ時間に同じ行動をくり返す常同行為などがみられる。意味性認知症では、言葉の意味がわからなくなり、感覚性失語症様の症状がある。非流暢性失語では、運動性失語様の症状がある。画像所見に特徴があり、診断の根拠となる。CTとMRでは、前頭葉と側頭葉の顕著な萎縮が特徴である。意味性認知症と非流暢性失語では優位半球の側頭葉に顕著な萎縮が認められることが多い。脳血流SPECTでは、前頭葉と側頭葉の顕著な血流低下が認められ、アルツハイマー型認知症のような後部帯状回の血流低下はない。意味性認知症と非流暢性失語では、優位半球側の前頭葉と側頭葉の血流低下が顕著で、左右差が認められる。

4) 認知症の治療

　認知症の根本的治療薬はまだなく、現状をできるだけ保つかもしくは進行を遅くすることが目標である。そのためには、薬物治療、非薬物治療、そして適切な介護などが必要であり、多職種の協働が大切である。ここでは、薬物治療について解説をするが、認知症の中核症状に対する治療薬があるのは、アルツハイマー病とレビー小体型認知症である（表Ⅱ-1-3）。

1◉アルツハイマー病

　アセチルコリンの分解を抑制して、減少しているアセチルコリン濃度を高めてコリン作動性神経を賦活するアセチルコリンエステラーゼ阻害薬3種類と記憶の情報伝達を整えて脳内の神経細胞を保護するN-メチル-D-アスパラギン酸（NMDA）受容体阻害薬が1種類ある。

　アセチルコリンエステラーゼ阻害薬には、ドネペジル、ガランタミン、リバスチグミンがあり、この中のどれか1つを選んで服用をする。効果は認知機能悪化の抑制と行動・心理症状の改善および出現抑制であり、どの薬を用いても大きな違いはない。副作用も同様で、吐き気や軟便などの消化器症状が多い。ドネペジルは軽度から高度までのすべてに適応があるが、他の2つの薬剤は軽度から中等度で、適応に違いがある。どれか1つを選んで治療を開始し、副作用があったり

表II-1-3　アルツハイマー病治療剤一覧

一般名（商品名）	ドネペジル塩酸塩（アリセプト）	ガランタミン臭化水素（レミニール）	リバスチグミン（リバスタッチパッチ、イクセロンパッチ）	メマンチン塩酸塩（メマリー）
作用機序	AChE阻害	AChE阻害＋APL作用	AChE阻害＋BuChE阻害	NMDA受容体阻害
適応	軽度〜高度AD	軽度〜中等度AD	軽度〜中等度AD	中等度〜高度AD
用法	1日1回	1日2回	1日1回	1日1回
用量	3mg-10mg/日	8mg-24mg/日	4.5mg-18mg/日	5mg-20mg/日
剤形	錠剤・OD錠・ドライシロップ・細粒・ゼリー剤	錠剤・OD錠・液剤	パッチ剤	錠剤・OD錠
主な副作用	消化器症状	消化器症状	消化器症状、皮膚症状	便秘、めまい、傾眠

※AChE：アセチルコリンエステラーゼ、BuChe：ブチリルコリンエステラーゼ、APL：allosteric potentiating ligand、NMDA：N-メチル-D-アスパラギン酸

効果がない場合は他の薬剤に変更することもある。

　NMDA受容体阻害薬のメマンチンは、単独もしくはアセチルコリンエステラーゼ阻害薬と併用することもできる。適応は、中等度と高度の認知症である。効果は、認知機能の悪化抑制と行動・心理症状の改善および出現抑制である。副作用には、便秘、浮動性めまい、傾眠がある。アセチルコリンエステラーゼ阻害薬単独投与と比較して、メマンチンの併用はより認知機能悪化が抑制されることが示されている[1]。

　アルツハイマー病の治療薬を服用していても病気は進行していくことになるが、これら薬剤の有効量を継続して服用することで、在宅で生活できる期間が延長できることも示されている[2]。

　日本も含めて世界では、アミロイド仮説に基づく根本的な治療薬が開発中である。アミロイドの蓄積は発病の20年位前から始まっており、発病前のプレクリニカルもしくは軽度認知障害（MCI）の段階で治療を開始することを目的としている。

　暴言、暴力、徘徊、介護への抵抗などの行動・心理症状に対しては、その背景になる可能性がある身体疾患、環境の変化、対応の不備などについて調べ、あればそれを改善する。それでも改善のない場合には薬物療法をすることがある。抑肝散や非定型抗精神病薬が投与される。非定型抗精神病薬は保険適用がないことを伝え、副作用を十分に説明して同意を得た上で投与する。少量を用い、改善があれば速やかに減量中止することが基本である。

2●血管性認知症

　原因が脳血管障害であるから、脳血管障害の再発予防をして悪化を防ぐ。したがって、糖尿病や高血圧症のコントロールを良好に保ち、抗血小板凝集薬や抗凝固薬を投与する。

3●レビー小体型認知症

　アルツハイマー病よりもアセチルコリン系の障害があることから、アセチルコリンエステラーゼ阻害薬の効果が考えられていたが、現在保険適用のあるのはドネペジルのみである。ドネペジル5mgか10mgを投与する。効果としては認知機能の維持があるが、幻視も改善がみられることが多い。副作用として、パーキンソン病症状の悪化がみられることがあり、パーキンソニズムのある例には投与量を少なくする場合もある。

(北村伸)

参考文献

1　Tariot, P. N., Farlow, M. R., Grossberg, T., et al. (2004) Memantine Treatment in Patients With Moderate to Severe Alzheimer Disease Already Receiving Donepezil: A Randomized Controlled Trial. JAMA, 291 (3) , pp. 317-324.
2　Lopez, O. L., Becker, J. T., Washed, A. S., et al. (2009) Long-term effects of the concomitant use of memantine with cholinesterase inhibition in Alzheimer disease. J Neurol Neurosurg Psychiatry, 80 (6) , pp. 600-607.

2　認知症の周辺
－高齢者によくみられる精神疾患－

1) 精神科を受診する高齢者が増えている

　厚生労働省の患者調査によれば、増加傾向にある精神科の外来患者の中でも高齢者の比率が高まりつつある。疾病別でみると気分障害と認知症が増加傾向にあり、てんかんや神経症性障害も一定の比率を占めている。

　アメリカで行われた大規模調査では65歳以上の高齢者の一月有病率は13.3％とされ、気分障害が2.5％、不安障害が5.5％を占めている。フランスで1990年から2001年にかけて行われた調査では、一月有病率は17％であり、大うつ病が3.1％、不安障害が10.7％とアメリカとほぼ同様の傾向を示している。一方で高齢者のうつ病は若年者より少ないというデータを示した調査もある。診断基準の相違に由来する数値の変動もあり、この種の疫学調査から有病率を確定するのは難しいが、高齢者に少なからず精神疾患がみられること、うつと不安が主症状であることは少なくとも欧米文化圏に共通した現象といえそうである。以下、ここではうつと不安を中心に、高齢者によくみられる精神疾患について述べる。

2) うつ病

　うつ病は抑うつ気分や興味の喪失を主徴とする病気である。高齢者に限らず若い年代から幅広くみられる。症状の程度は軽症から重症まで多様である。エピソード性で原則として回復するが、高齢者の場合、症状が遷延すると加齢とあいまって回復まで長期間を要することがある。うつ病の詳細は本シリーズの第1巻をぜひ参照して頂きたい。

　高齢者のうつ病の特徴としては、しばしば下記のことがいわれている。

・身体症状に関する訴えが多い

・抑うつ気分が目立たない

・不安・焦燥感が強い

・認知機能低下を示すことが少なくない

　つまり、高齢のうつ病患者はゆううつ感を訴えることが少なく、心気的な訴えと不安焦燥感が症状の中心であることが多いとされる。加齢に伴って身体疾患を有する患者も少なくないし、自分の体力的な衰えを受容できないことから不安焦燥が強まることは理解しやすい。

　一方、ゆううつ感に乏しく、制止（おっくう感）が前面に出る患者も少なくない。うつ病のため認知機能低下が生じていれば、認知症によるアパシーとの区別がつきにくいことがある。認知症とうつ病の鑑別のポイントを表Ⅱ-2-1に示す。

　うつ病と認知症の関係は複雑であり、とりわけ近年のアミロイドイメージングによる研究成果は、認知症の先駆症状としてうつ病が表れる病態がありうることを示唆している。うつ病エピソードや躁病エピソードの既往がある場合、認知症を発症するリスクが高まるとの指摘もある。逆に軽度認知障害（MCI）や認知症の初期には、患者がもの忘れを自覚し抑うつ的になるのは自然なことである。いずれにせようつ病と認知症の関係は複雑であることを認識し、慎重に鑑別診断した上で治療を始めることが望まれる。

　治療については、薬物療法、心理療法、環境調整、運動療法などが中心になるのは他の年代と変わりはない。薬物療法に関しては、加齢に伴う肝機能や腎機能の低下、合併症の増加とそのために服薬している薬剤との相互作用など考慮すべきことが多く、少量から慎重に漸増すべきである。副作用などのため薬物療法が効果的に行えない重症例（自殺念慮が強い等）には修正型電気痙攣療法m-ECTが適応になる。洞察型の心理療法は適応にはなりにくく、支持的に対応して薬物療法や環境調整による回復の効果を根気よく待つのが無難である。軽い運動の効果は、うつ病にも認知障害にも共通して認められている。特に軽症例には推奨される。

　脳卒中後にうつ病の発症が多いことが指摘されており、脳血管性うつ病（post stroke depression）といわれる。脳血管障害の再発予防が最重点課題であるが、治

表Ⅱ-2-1　うつ病と認知症

	うつ病	認知症
発症の仕方	特定しやすい	いつの間にか発症
もの忘れの訴え方	強調する	自覚がない
答え方	分からないと答える	つじつまを合わせようとする
抑うつ感	軽い〜重い	自覚しない
身体症状	ある	ない
日内変動	ある	ない
自殺念慮	みられる	ない

療については一般のうつ病と同様である。

3）不安障害

　高齢者の不安障害圏の病態については、欧米でいくつかの調査があり、恐怖症や全般性不安障害が多く、強迫性障害やパニック障害が少ないという結果が示されている。これは臨床実感とも合致している。すでに述べたように身体症状症の患者に出会う機会も多い。

　不安の訴えとともに多少とも抑うつ的な患者も多いのでうつ病との鑑別が常に問題になるが、鑑別が困難であることも多く、厳密に鑑別診断することは臨床的意義に乏しいことが多い。また、高齢者では実際に身体疾患に罹患している確率が高いため、慎重な身体管理が必要になる。

　不安障害の薬物療法にわが国では不安を対象としてベンゾジアゼピン系抗不安薬（以下「BZP」）が処方されることが多い。即効性があり有用性が高い薬物ではあるが、眠気やふらつきなどの副作用と習慣性依存性があるなどの難点がある。特に眠気やふらつきなどの副作用が転倒につながるリスクを軽視できない。可能な限りBZPの処方を避けること、必要な場合でもごく少量からの処方を徹底し、漫然とした長期投与をしないことが重要である。不安を対象として抗うつ薬が使用される場合も少なくない。三環系抗うつ薬が使用されることは稀であり、SSRI・SNRI・NaSSAなどの薬物がしばしば処方されている。

　心理療法では不安を鎮めることを目的とした支持的心理療法が対応の基本である。これは認知症の場合も例外ではない。患者の訴えを否定せず不安をそのまま共感的に受け止める。治療者側の感情的な態度は患者をいっそう不安にする。高齢者・MCI・認知症の人を対象とする心理療法とくに認知行動療法については、本書の理論編第6章で扱われているので参照して頂きたい。

　また不安障害全般に関しては本シリーズの第4巻を参照して頂きたい。

4）妄想性障害

　高齢者にみられる妄想として認知症による物盗られ妄想がよく知られている。また、重症うつ病では、心気妄想・貧困妄想・罪業妄想のいわゆる微小妄想が生じることが知られている。長期化慢性化したアルコール症や代謝性疾患では嫉妬妄

想や被害妄想がしばしば認められる。

　それまで精神病症状がまったくなかった高齢者に被害妄想や嫉妬妄想が生ずることがある。幻覚、陰性症状、解体症状などを認めず、妄想の内容も限定的であることが多く統合失調症とは診断できないが、確信は強固であって周囲を巻き込むことがあり家族が疲弊してしまうことも少なくない。

　妄想をもつ患者は、通院や服薬をすると自分が病気であることを認めることになるため一般に治療に拒否的である。これらの妄想には非定型抗精神病薬が適応であるが、いたずらに服薬を強要せず根気よく対応することが必要である。

5) せん妄

　せん妄は軽度の意識障害であって、注意・認知の障害を伴い、睡眠−覚醒リズムの障害・幻覚・妄想・不安・興奮などがみられる状態である。通常、急速に発症し、一過性の経過をたどる。症状は浮動性で夜間に悪化することが多い。意識障害が生じているので、本人はせん妄を起こしていた間のことを思い出せないことがあるが、近年はこれまで考えられていたよりせん妄時の体験を覚えているとされている。

　せん妄は、何らかの身体的基盤があって生ずるものである。感染症・呼吸器疾患・代謝性疾患などの身体疾患や薬物（抗コリン薬・向精神薬・抗パーキンソン薬・アルコール等）が原因になっていることが多い。認知症の人は脳機能が脆弱化しており、認知症はそれ自体せん妄のリスクファクターである。

　急性のせん妄は鑑別が容易であるが、中にはごく軽度のせん妄が持続する場合があって、鑑別に難儀することがある。認知症の人にせん妄が生じることがあり、その言動のどこまでが認知症の症状で、どこまでがせん妄の症状なのかを見極めるのが困難であることもある。せん妄では精神的な興奮が目立ち、不安焦燥が強く落ち着かなくなる（活動型せん妄）とされてきたが、近年は活動性が低下する低活動型せん妄に注目が集まっている。低活動型せん妄は目立った行動がみられないため見過ごされることがあり、認知症の症状の一つであるアパシーと混同されやすい。

　せん妄の治療は身体疾患の治療や原因薬物を中止して原因を取り除くことによる。したがって、何がせん妄の原因なのかを正しく診断することが肝要である。原因が見極められない場合や取り除くことが難しい場合は、少量の非定型抗精神病薬

（リスペリドンやクエチアピン）を用いる。

6）てんかん

　てんかんの発症率は出生後1年を過ぎると急速に低下し、その後成長とともに減少するが、高齢になると再び増加に転じる。WHOによれば、欧米における70歳以上での発症率は10歳以下よりも高い。外傷、脳血管障害、脳腫瘍などによるてんかん発作は診断が確定しやすいが、側頭葉てんかんは非痙攣性の複雑部分発作が多く、短時間で発作が終わることもあるためなかなか気づかれないこともある。急に意識を失い、動きがとまり、ぼんやりした様子になる。無目的に手や口を動かしていることもある。発作の間の記憶を失っている。

　高齢者で初発する側頭葉てんかんは脳波検査で異常がなかなかつかまらないことも少なくない。脳MRIで海馬硬化の所見を認めることもある。検査所見が認められない場合は症状から診断することになる。多くの場合、カルバマゼピン、ラモトロギンなどが奏功するが、無効の場合や副作用で服薬できず発作が頻回である場合は手術が行われることもある。

7）睡眠障害

　多くの高齢者が睡眠障害に悩んでいる。原発性（理由がはっきりしない）が最も多いと思われるが、夜間ミオクローヌス・レストレスレッグズ症候群・睡眠時無呼吸症などによる不眠もありうる。疼痛・頻尿などによる睡眠障害も少なくない。睡眠障害の背景を把握した上で対応する必要がある。

　また、加齢により必要な睡眠時間は減少するが、若い頃と同じ時間だけ眠れないといけないと信じているため、自分が不眠であると考えている患者もいる。生活指導とともに睡眠に関する心理教育が重要である。

（野村俊明）

参考文献
朝田隆（編）（2013）『誤診症例から学ぶ　認知症とその他の疾患の鑑別』医学書院.
武田雅俊（編）（2005）『現代老年精神医療』永井書店.
日本老年精神医学会（編）（2009）『改訂・老年精神医学講座　総論』ワールドプランニング.
日本老年精神医学会（編）（2009）『改訂・老年精神医学講座　各論』ワールドプランニング.

3 認知症をとらえる心理アセスメント

はじめに

　認知症に対する臨床心理学的支援は大別して①心理アセスメント、②心理・社会的介入（リハビリテーション）、③認知症の人をケアする家族支援が挙げられるだろう。現在、医療現場を中心に心理士に求められるスキルとして①は大きい。そうした中、一般的な傾向として臨床心理学教育において認知症の心理アセスメントとしての神経心理学的評価を十分身につけられないまま現場に出ていることも否めない。

　心理士としては認知症をとらえる心理アセスメントに関して、個々の検査スキルはもちろんのこと、認知症の何をとらえればよいのかを心得ることが、上記の②や③の役割にも重要だろう。また医療現場では、一人の患者に主治医と心理士の二人が関わるような構造の中で、主治医に何を提供しどのように情報を共有するかも重要であり、チーム医療としての体制づくりの一つといえる。

　とはいえ、心理検査の指示書内容が「認知症の検査」のみという現場も少なくない。そのため、主治医と心理士は必要な評価とそのレポートを定型化することから始める場合もあるだろう。認知症をとらえる基本的・標準的な心理アセスメントを普及させることも心理士の大きな役割であり、本稿がその一助となれば幸いである。

1）意識すべき認知症の原疾患

　心理士が心理アセスメントを通して鑑別に寄与すべきは、アルツハイマー病、血管性認知症、レビー小体型認知症、前頭側頭型認知症などであろう。また、除外鑑別すべき点として、せん妄（意識障害）や抑うつ状態による注意集中機能の低下がある。しかしながら、これらはすべて総合的診断の結果くだされるものであり主治医の役割である。心理アセスメントによって明確に区分できるものではない。表Ⅱ-3-1に心理士が視野に入れるべき原疾患ほかやそれへのアセスメントを挙げ

表II-3-1　評価の対象と評価方法

方法	機能		評価法	要点	考慮すべき認知症の原疾患ほか
面接評価		A	家族・本人との面接	生活能力低下、日常生活への支障	
評価の前提	注意・集中（保たれていることが前提）	B	順唱・逆唱	順唱5桁、逆唱3桁は可能	せん妄・意識障害・抑うつ状態
			7の連続減算	計算間違いはあっても検査は可能	
			三単語の即時再生	原則的に再生可能	
	抑うつ気分	C	Geriatric Depression Scale-15	5点以上：うつ傾向、10点以上：うつ状態	抑うつ状態
	全般的認知	D	MMSE	カットオフ：23/24点	
			HDS-R	カットオフ：20/21点	
神経心理学的評価	記憶　側頭葉	E	7語記銘　見当識	5施行で3語再生以下：健忘を認める	
	視空間認知　頭頂葉	F	キツネ手指構成（逆キツネ）　透視立方体	正確性・可否　正確性	レビー小体型認知症　アルツハイマー病
	概念転換・抑制　前頭葉　流暢性　前頭葉	G	「グーパー」・「グー丸」転換運動　語流暢性（語頭音・カテゴリー）	正確性・可否　語頭音・カテゴリーとも10語未満/分：低下	前頭側頭型認知症
神経学的評価　観察評価	脳血管障害　パーキンソニズム　脳液循環障害	H	上肢バレー徴候　手首の回旋　歩行障害	患側腕が回内しながら下降する　閉眼すると両腕をおろしてしまう　歯車様筋強剛　小刻み・開脚歩行・すり足歩行	脳血管障害（脳血管性）　アルツハイマー病　レビー小体型認知症　特発性正常圧水頭症

る。以下ではそれらを概説しつつ、心理士の視点としての認知症を検討する。なお、表 II -3-1 の神経心理学的検査の多くは標準化を経ていない定性的検査といえる。筆者はいくつかの検査について、シルバー人材センターに登録している健常高齢者を対象に一般データの検討を行った[1]。詳細は文献を参照していただきたい。

2) 検査に伴う前提

　認知機能を評価するに際して「注意・集中機能」が保たれているか否かの評価は重要である。表 II -3-1 の評価法 [B] 群（以下、それぞれの記号）に挙げる諸検査を通して被験者の注意集中機能（覚醒水準）を評価する。言うまでもなくボンヤリした状態ではどのような課題に対しても本来のパフォーマンスを発揮できない。
　認知症との鑑別が重要とされるせん妄などでは当然 [B] は不良となるが、これについて [A] 家族との面接により、認知機能の低下が急激であったり日内で変動したりするといった情報聴取があればせん妄の鑑別に寄与する場合がある。
　筆者は順唱課題の 5 桁の達成をもって、おおむね正常範囲として評価を進めている。なお、認知症の評価にあたっては注意集中機能が保たれていることが前提となるが、臨床的には多くの高齢者で低下がみられる。低下の著しい場合は評価自体を見合わせるべきであるが、注意集中機能の低下を割り引いて全体評価を行うことも実際的であろう。
　さらには、認知症と抑うつ状態の鑑別が診断の上では重要であるが、これに対して [A] 家族との面接や [C] Geriatric Depression Scale-15 を加えることもありうるだろう。ただし、認知症と抑うつ状態の鑑別を心理アセスメントのみから行うことは容易ではない。

3) アルツハイマー病の場合

　現在、認知症の原疾患としておよそ半数を占めるとされるアルツハイマー病の基本的アセスメントでは [D] MMSE・HDS-R が選択される。ちなみに、MMSE は必ずしも認知症に特化したスクリーニング指標ではない。広く脳損症例の評価に用いられる。そのため、評価の対象となる認知機能の種類が多い点は長所であるが、見当識のほか記憶についての課題は三単語の記銘のみであり、アルツハイマー病のスクリーニングとしては迷うところもある。反面、疾病の進行に伴う各

表II-3-2　7語記銘検査

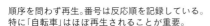

	舟	山	犬	川	森	夜	自転車
1回目	1						2
2回目	1	3					2
3回目	2	3	4				1
4回目	1	4	2				3
5回目	1	3	4	5			2

順序を問わず再生。番号は反応順を記録している。
特に「自転車」はほぼ再生されることが重要。

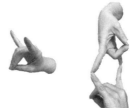

図II-3-1　キツネ構成（左）と逆キツネ構成（右）

種認知機能の経時的変化を補足するにはふさわしいであろう。その点ではHDS-Rは見当識のほか記憶についての課題が多く、検査名称のとおりスクリーニングに適している。ただし、HDS-Rは国際的な比較において用いにくい点が短所かもしれない。

　これらのほか、アルツハイマー病では特に病初期において記憶（側頭葉）、視空間認知（頭頂葉）、概念の転換・抑制・流暢性など（前頭葉）の機能低下が認められやすいことが鹿島により指摘されている[2,3]。[E・F・G]は鹿島を参考に上述の機能低下を簡便に検出するための検査バッテリーである（7語記銘：表II-3-2、キツネの手指構成：図II-3-1）。アルツハイマー病において典型的とされる記憶障害の評価として、7語の記銘力検査では第5試行を経ても再生数が3語以下の場合、記銘力障害を示唆すると思われる。

4）血管性認知症の場合

　血管性認知症の診断では、認知機能低下の原因が脳器質性障害と認められることが重要であるため、多くの場合CT・MRI検査などの画像診断が基本となる。軽度の中枢性の運動障害を検出する技法としては、神経心理学的評価とはいえないものの［H］群の上肢のバレー徴候検査がある。この検査は①両腕を前に伸ばして指を付け手のひらを上にむけ、②両目を閉眼しそのまま手を下ろさないように指示するものである。中枢神経系が支配する運動神経に障害がある場合、患側腕が回内（手のひらが下を向くように回転）しながら下降し、これにより脳血管障害の存在が推定される。

　なお、神経学的な反射ではないものの、同様の指示をアルツハイマー病に対し

て行うとき、閉眼しながら腕を挙げたままにするという二つの動作を同時に行うことが難しいため、両腕を下げてしまうことが観察されるとも言われる。

その他、中枢神経系の障害では歩行に異常が認められることが多く、検査へ訪れる際の観察も必要である。脳血管障害のほか、認知症と診断された高齢者のうち5〜10%に認められる特発性正常圧水頭症では、認知機能の低下のほか、歩行の不安定（すり足・歩幅が小刻み。足を広げて歩く。特に振り向き動作で転倒しやすい）、頻尿・尿失禁が3大徴候とされるため、同様に観察や［A］家族からの情報収集は重要である。

5）レビー小体型認知症の場合

従来、アルツハイマー病と診断されている認知症のうち数割にレビー小体型認知症が含まれているとされる。レビー小体型認知症では後頭葉領域の機能低下による視覚機能の障害が明らかであり、ありありとした幻視を体験し認知症の人自身からも陳述されることが多い。また、家族からの情報としても幻視の報告は多く、こうしたことからレビー小体型認知症が疑われる。

なお、認知症の人自身から幻視体験が陳述されるということは、その時点では記憶障害が目立たないことを示している。その意味では［E］群の記憶系検査が不良ではないものの、［F］群の視覚系検査が低下することはレビー小体型認知症のバッテリー特徴となるかもしれない。

また、やはり神経心理学的評価とはいえないがレビー小体型認知症がパーキンソン病と近接した疾患であることから、神経学的評価としての［H］群の手首の固縮などが観察される場合、神経心理学的評価を支持すると考えられる。

6）前頭側頭型認知症の場合

前頭側頭型認知症では前頭葉領域の障害により病初期から人格変化や脱抑制、我が道をゆく行動、常同行為などが認められる。およそ不真面目とは縁のなかった人物が（人格変化）、毎日同じ時刻に散歩に出かけ（常同）、近所の店舗から商品を黙って持ってきてしまう（脱抑制）など、行動上の変化に　よって診断にいたる場合は多い。

この事例のように毎日同時刻に散歩に出かけ帰宅していることからみて、やは

り前頭側頭型認知症では病初期には記憶障害が明らかではない。レビー小体型認知症同様、[E] 群の記憶系検査が不良でないものの、[G] 群の前頭葉系検査が低下することは前頭側頭葉型認知症のバッテリー特徴となるかもしれない。けれども、前述のとおり行動上の障害が明らかなタイプの認知症であり、家族からの情報収集を踏まえることが重要である。

おわりに

　代表的な認知症の原疾患を意識するにあたり、評価の視点を①記憶機能、②視覚構成機能、③前頭葉機能として論を進めた。これらの機能をどのアセスメントツールで評価するかについて定型は決まらないものの徐々に骨格が定まりつつある。高齢者への検査負担軽減からもウェクスラー式の知能検査や記憶検査などを外来で必須とすることは実際的とはいえない。本稿で述べた視点を積み上げるなかで精査の必要性も明らかになるだろう。

　認知症は進行性の疾病であり、心理士が診断の確定から治療・ケアの経過を見守り、認知機能のアセスメントを繰り返すことが有用である。そのことが各種の心理社会的介入や家族の支援に対しても、客観的な情報と必要な支援を提供することにつながるはずである。

（若松直樹）

参考文献
1　若松直樹・根本留美・石井知香ほか（2012）「地域での認知症相談において認知機能低下を鑑別する評価指標——地域在住健常高齢者を対象としたサンプル調査からの検討」『老年精神医学雑誌』22（12），pp. 1423-1431.
2　鹿島晴雄（2009）「なぜ神経心理学なのか——検査と定性的評価」『老年精神医学雑誌』20（10），pp. 1065-1070.
3　鹿島晴雄（2010）「軽度認知症のための簡便な神経心理学的検査 Small Test——その考え方」『老年精神医学雑誌』21（2），pp. 228-231.

4　認知症の人へのケア
－心理職の役割－

はじめに

　アルツハイマー型認知症をはじめ認知症の多くは不可逆性の進行性疾患であり、現時点で根本的な治療法はないことから、認知症の人の暮らしを支えるケアの役割は大きい。本来、ケアとは介護・看護などの分野の専門技能に裏付けられた援助という狭義から、配慮や気遣いといった広義まで、文脈によって指し示すものが異なる多義性のある概念であるという[1]。本章では、医師による治療を除く専門職による一連の援助としての認知症ケアを中心に論じるが、文脈によっては一般の人々による認知症の人へのささやかな気配りも含んでいる。

1) 認知症ケアの理念

　わが国の認知症ケアはこの30年ほどで大きく変貌した。以前は、比較的規模の大きい特別養護老人ホーム（以下「特養」）や精神科病院での、食事・入浴・排泄の三大介護を主とする集団処遇が中心であった。介護の効率化や危険防止が最も重視され、それを阻むBPSDは「問題行動」として、本人の意思に反して行動制限を行うことも一般的であった。こうした状況に変化が起きたのは1980年代である。在宅生活とのギャップの軽減を目指した施設環境の整備・小規模化、「問題行動」の背景を考える視点と働きかけなど、いくつかの施設で始まった先進的な取り組みは、その後次第に広がっていった。認知症ケアが本人の自立や意思、尊厳を重視する方向へと変わりつつある中、2004年には「痴呆」という用語が侮蔑的で現状に適さないとして、「認知症」に変更された[2]。こうした背景もあって、わが国に取り入れられたパーソン・センタード・ケア[3]（以下「PCC」）は急速に広がり、現在は認知症ケアの基盤となる理念・哲学として位置づけられている。PCCでは、「くつろぎたい」「結びつきをもちたい」「他者と一緒にいたい」「主体的に関わりたい」「自分らしくありたい」という、認知症の人の心理的ニーズを重視している。また、認知症の人の行動は脳の器質的な要因だけで説明できるものでは

なく、性格や生活歴、健康状態、他者や環境との相互作用の結果であると考える。そして、BPSDは管理・対処すべき「問題行動」ではなく、何らかのニーズが満たされていないことへの表現と捉え、ケアの再考を促す。こうした本人のニーズを中心に置いた認知症ケアの実践には、在宅か施設かを問わず多くの職種が関与する。以下、認知症ケアの実践の中で特に心理職が担いうる役割を中心に論じる。なお、そのうち心理アセスメントについては理論編3「認知症をとらえる心理アセスメント」を、家族支援は理論編5「認知症家族介護者の心理と支援」を参照されたい。

2）発症前からの取り組み

　もの忘れを兆候とする多くの認知症では、発症の始まりを明確に特定できず、健常と認知症との境界はあいまいとなりやすい。そのため、日常のもの忘れから発症への不安を高めている本人・家族は少なくない。その一方で、認知症発症の危険・防御因子が明らかとなり、認知症の発症や、MCIから認知症への移行の予防に期待が向けられている。本来、認知症ケアは認知症を抱えた人を対象としているが、こうした発症への不安や予防への期待を考えると、発症が明らかとなる以前からの取り組みも強く求められているといえる。

　この段階での支援には地域包括支援センター（以下「地域包括」）や保健所、役所等の専門職が携わることが多いが、心理職の専門性が求められる場面も少なくない。たとえば、これらの機関では認知症の相談窓口として、もの忘れを主訴とした相談への対応が求められることがある。このような相談では、面接や観察、場合によっては各種検査から発症の可能性を見立て、医療機関を紹介するかどうかを判断するアセスメント技能が求められる。加齢に伴い認知症発症に不安を感じるのはもっともなことでもあるが、中には「認知症になると暴力をふるう」など現実から乖離した疾患イメージをもち、不安を高めている人もいる。そのため、時には不安の背景にも目を配り、きめ細やかな心理教育を行うことが求められる。認知症予防の取り組みは、地域包括などでグループ・プログラムを中心に実施されている。ところが、活動内容によっては関心が向かない人や、プログラムへの参加が日常の生活習慣にまで波及せず、予防効果が期待できない人もいる。そのため、個別相談を通じて本人の生活状況や志向を理解し、生活習慣に組み入れやすい予防活動を提案したり、動機づけを高めたりといった工夫も求められる。こう

した心理職の視点は、本人・家族との相談だけでなく、専門職へのコンサルテーションを通して間接的に役立てられることもあるだろう。

3)つながりにくい人へのケア

　認知症の早期発見が重要であることは論をまたないが、その実現は必ずしも容易ではない。認知症の多くは、痛みなどのように鮮明な自覚症状を伴わず進行する。徐々に生活障害が深まる一方で、本人がそれを周囲に明確に伝えられるとは限らない。こうした疾患特性に加え、独居や社会的孤立、認知症の知識不足、地域の見守り体制の不足などの要因も早期発見を難しくしている[4]。中には、認知症の発症は明らかでBPSDや生活障害が相当深刻化しているのに、必要な医療やケアにつながっていない事例も少なくない。自宅のゴミ屋敷化による衛生問題、ペットの管理困難による悪臭などから、本人のQOLの低下に加えて近隣との間で軋轢を生む場合もあり、積極的な受診支援が求められる。こうした必要な医療・ケアにつながりにくい人を支援するため、近年は初期集中支援チームに代表される訪問型支援事業が始まった。その中での心理職の実践は限られているが、他職種とともに自宅を訪問し、アセスメントから支援につないだ報告も散見され[5]、今後広がっていくことが期待される。

4)リハビリテーション(rehabilitation:RT)

　認知症の人に対する系統的な心理・社会的介入は、リハビリテーション（以下「RT」）とも呼ばれる。従来から介護施設や病棟内のプログラムとしてさまざまなRTが実践されており、心理職は作業療法士や介護職とともに携わることも多い。なお、主に心理職が専門とする伝統的な心理療法については、理論編6「認知症を対象とする心理療法的アプローチ」を参照されたい。RTの目的は認知機能の維持・活性化と、意欲や気分など情動機能の安定化・活性化とに集約される[6]。それに関連して、全体的なQOLの維持・向上やBPSDの改善が期待されることもある。
　認知機能に働きかけるRTには、リアリティ・オリエンテーション（以下「RO」）、学習療法、認知活性化療法などがある。ROは認知機能の中でも時間・場所・人物に関する見当識の維持・強化を図るRTである。日常的な関わりの中で自然な形で正確な情報を伝える方法と、時間・場所を構造化しグループ・プログラムとし

て行う方法とがある。学習療法は、「音読と計算を中心とする教材を用いた学習を、学習者と支援者がコミュニケーションを取りながら行うことにより、学習者の認知機能やコミュニケーション機能、身辺自立機能などの前頭前野機能の維持・改善をはかるもの」[7]と定義されている。介護施設や地域の認知症予防教室などでも広く導入されている。認知活性化療法はRO を基礎に、回想法や五感を刺激するプログラム、記憶・推論・計算・言語流暢性など複数の認知機能に働きかけるプログラムを組み合わせたRT である[8]。エビデンスの高いRT として近年注目されている。

　情動機能に働きかけるRT には、回想法、バリデーションなどが挙げられる。回想法は、人生の回顧に伴う語りとそれに対する傾聴を中心に展開するRT である。方法論上は、時系列に沿って回想することで人格の統合を目指すライフレビューと、時系列にこだわらず自由な回想を通して残存機能の維持や情緒の安定を図るレミニッセンスとに分類される。わが国ではグループ・プログラムとして行う集団回想法が広く普及している。バリデーションはPCC の理念に基づいて開発されたものであり、誤った現実認識や事実とは異なる言動を訂正・否定せず、その背後にある主観的体験への共感的理解を伝えながら会話を重ねていく技法である。正確にはRT というよりも認知症の人とのコミュニケーションの技法であるが、グループ・プログラムとしても活用されている。

　その他、感覚モダリティに働きかけ、情動・認知機能への効果をねらったRT もある。音楽療法は音楽鑑賞だけでなく、歌唱や楽器演奏、リズムに合わせた身体運動など、その技法は幅広い。芸術療法は絵画や造形などの表現活動を媒介としたRT であり、ちぎり絵、コラージュ、塗り絵や粘土などさまざまなツールが用いられる。アロマセラピーは特定の香り成分をもつ精油を用いたRT であり、香り刺激がもたらす効果に近年注目が集まっている。認知症の進行によって言語能力が低下する中で、感覚モダリティに働きかけるRT は比較的導入しやすいと考えられる。

　わが国ではRT が広く導入・実践されている一方で、精緻化された方法による効果研究の蓄積は少なく、一部を除いて明確なエビデンスが示されているわけではない。とはいえ、新たな刺激や活動、他の参加者との交流の機会を提供し、廃用症候群を抑制する効果は期待できる。実際、RT の活動中には、ふだんとは異なる生き生きとした姿を見せることも多い。本人の人柄や来し方に関わる新たな情報が得られることもある。個々のRT の効果を示すエビデンスの有無とは別に、こ

うしたRTへの反応は介護職や家族のケアに対する意識を高め、本人と周囲のケアとの良循環を生む可能性がある。この点は、認知症が重症化して応答が乏しくなり、意思の疎通が困難になりつつある認知症の人へのケアでは特に重要である。したがって、心理職は本人の志向や関心を尊重しながら実施可能なRTを選択し、介護職や家族に様子を報告したり、同席のもとで実施するなど、周囲への影響を見立てながら実践することが求められる。

5) 認知症ケアに携わる人々を支える

　認知症ケアにおいてこれまで心理職が担ってきた役割は、主として医療機関における心理アセスメントとRTが中心であったと思われる。近年は多職種が目標を共有した上でのチームアプローチが強調されていることから、他の職種によるケアに活かせるようなコンサルテーションへの期待も高まっているといえる。

　特に、対応の難しいBPSDがみられる場合、関係者が集まってその背景をアセスメントし、ケアを練り直すことが求められる。BPSDは介護家族だけでなく、専門職も含めた周囲の人々の防衛的態度を招きやすい。心理の視点は、認知機能や欲求・動機、生活歴といった本人の内的要因に加え、本人と家族・専門職・他の利用者・地域住民など周囲との間で生じている力動を理解し、BPSDの複雑な背景を読み解いていく上で役立つ。認知症介護研究・研修センターが開発している「センター方式」や「ひもときシート」などのアセスメントツールも、関係者が認識を共有し、ケアを再考するのに役立てられる。

　認知症の人への支援を考える上でPCCの理念はきわめて妥当なものであるが、施設で日常的なケアに携わる介護職は、本人の視点に立ったケアがしたくても、一方で介護業務の効率的な遂行が期待され、望ましいケアが困難な局面にも直面する。本人へのケアと業務遂行との間の葛藤に加え、過重労働、職場環境の問題などが重なり、バーンアウトや離職につながることも多い。介護施設に関わる心理職は個々の介護職や職員間の関係、職場環境などもアセスメントしながら、介護職が職業意欲を保てるような個別的なサポートやメンタルヘルス研修、職場環境の調整が可能な介護リーダー[9]や管理職へのコンサルテーションが求められることもあるだろう。

おわりに

　認知症ケアの中で心理職が担いうる役割について論じてきた。現状では認知症ケアの現場で働く心理職の数は限られているが、高齢化に伴う認知症の人の増加、心理職の国家資格化などを背景に、心理職の認知症ケアへの関与は今後ますます高まると考えられる。多職種協働の取り組みにおける心理職の実践が、認知症の人の意思を尊重したケアやその環境づくりに寄与することを期待したい。

（川西智也）

参考文献
1　広井良典（2000）『ケア学──越境するケアへ』医学書院.
2　厚生労働省（2004）『痴呆』に替わる用語に関する検討会報告書」. http://www.mhlw.go.jp/shingi/2004/12/s1224-17.html（2017年2月16日検索）.
3　Kitwood, T. (1997) *Dementia reconsidered: The person comes first.* Buckingham: Open University Press.
4　京都式認知症ケアを考えるつどい実行委員会（2012）「2012京都文書」. https://kyotobunsyo2012.jimdo.com/app/download/6342656991/2012%E4%BA%AC%E9%83%BD%E6%96%87%E6%9B%B8%E5%85%A8%E6%96%87.pdf?t=1350888089（2017年1月17日検索）.
5　扇澤史子（2016）「認知症早期発見・早期診断推進事業の多職種チームにおける心理職の役割と有用性の検討──総合アセスメントの一助となる心理臨床的支援のあり方の考察」『日本認知症ケア学会誌』15（1）, p. 181.
6　若松直樹（2012）「認知機能のリハビリテーションとは？──認知機能リハビリテーションの臨床低意義と適応」『高齢者こころのケアと実践下巻──認知症ケアのためのリハビリテーション』pp. 10-19.
7　川島隆太（2011）「非薬物療法──学習療法」『臨牀と研究』88（6）, pp. 701-704.
8　山中克夫・河野禎之（2015）『認知症の人のための認知活性化療法マニュアル──エビデンスのある楽しい活動プログラム』中央法規出版.
9　認知症介護研究・研修仙台センター（2009）『介護現場のためのストレスマネジメント支援テキスト──高齢者虐待・不適切ケアの防止に向けて』. https://www.dcnet.gr.jp/image_viewer.php?t=1487580595&dpath=/cms/contents/data/39/61/DETAIL_PDF_1.pdf&isd=1&f=61.pdf（2017年2月20日検索）.

5　認知症家族介護者の心理と支援

はじめに

　超高齢社会を迎えた現在、認知症の人の急増に伴い、必然的に家族介護者数の増加も招いている。複数の認知症の人を抱える家族介護者も稀ではない。国は重度な要介護状態となっても住み慣れた地域で暮らすことを目指す地域包括ケアシステムの構築を重点施策に掲げている。厚生労働省資料（2016）によれば、2000年と2015年を比較すると介護保険によるサービス受給者が3.44倍、そのうち施設サービスは1.73倍、居宅サービスは3.94倍に増加しており、在宅患者数の増加が顕著に認められ、家族介護者の負担増大が明らかである（図II-5-1）。疲弊した介護者による虐待や介護心中等が社会問題化しており、実に高齢殺人犯の約9人に1人がいわゆる「介護殺人」との深刻な事態も指摘されている（警察庁・太田,2013）。認知症の国家戦略「新オレンジプラン」（2015）では、認知症の人の家族を支援対象とすることが初めて重点方針として掲げられたものの、家族介護者への支援体制は未だに極めて不十分と言わざるをえない状況にある。本稿では認知症に関わる家族介護者への支援について概説する。

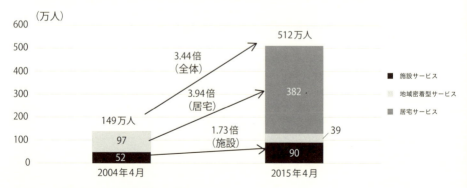

図II-5-1　介護保険サービス受給者数の推移
（出典：厚労省「公的介護保険制度の現状と今後の役割」(2016)）

1）家族介護者の支援ニーズ・アセスメント

　イギリスでは介護者支援に関する法律の中で、介護者が自らの支援ニーズ・アセスメントを受ける権利（アセスメント請求権）が認められている（三富, 2008；Watson, 2011）。イギリスでの実践を参考に介護者の支援ニーズについて評価すべき項目を筆者らが要約したものが図Ⅱ-5-2である。介護者の支援ニーズは身体・心理・社会の各側面から統合的に評価され、ニーズに即した支援が提供されなければならない。

2）家族介護者の心理
1●気づきと否認

　認知症の人の変化に初めに気づくのは家族であることが多い。一方で、いわゆる「否認」の防衛機制が働き、現実をありのままに捉えにくい状態となり「偶然だ」「年齢のせいだ」と考えがちである。また、認知症に関する情報が不足していたり、「痴呆」という病名があった時代の偏見や誤った認識により、誰にも相談できないまま医療機関の受診を躊躇しているうちに事態が深刻化してしまうケースが多い。

　家族介護者の心理を理解するのにキューブラー・ロス（Kübler-Ross E., 1969）の理論は有用である。すなわち、末期がん患者が経験する死の受容過程は、進行性の病である認知症に罹患した家族を抱える介護者が、厳しい現実を受容するに至る心理過程に通じる部分が少なくない（宮永, 2006）。介護者は、家族が認知症と診断を受けると「否認－怒り－取引－抑うつ－受容」の各段階を行きつ戻りつ逡巡

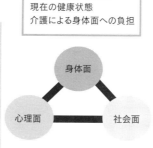

年齢、性別、既往歴
現在の健康状態
介護による身体面への負担

介護者としての役割の受け入れ
介護の継続意思
被介護者との関係性
介護負担感
性格傾向
認知・行動パターン
アサーティブネス
ストレスレベル
ストレスへのコーピングスキル

身体面

心理面　　社会面

介護以外の役割、生活状況
（育児、仕事、社会的役割など）
経済状態
住居形態
被介護者との同・別居（距離）
ソーシャルスキル
認知症・介護に関する知識
福祉サービスに関する知識・利用状況
家族・友人・隣人のサポート

図Ⅱ-5-2　介護者の支援ニーズ・アセスメント

する。家族介護者が、大切な家族が認知症に罹患した現実を受容するには、継続的かつ適切な心理的支援が不可欠である。

2◉ライフサイクルおよびジェンダー

　家族介護者の被介護者との続柄は、配偶者、子、子の配偶者などさまざまである（図Ⅱ-5-3）。したがって老年期に介護を経験する人もいれば、中年期に経験する人もいる。若年性認知症の人の家族であれば、青年期あるいは児童思春期に介護を経験する。すなわち、介護は多世代にわたる共通の課題といえる。一方、各世代それぞれに介護を担う上での難しさがある。青年期では学業や就職・結婚、中年期では子育てや家事・仕事などとの両立が課題となる。老年期では種々の社会的役割に加え、複数の親きょうだいの介護、自分の健康などの諸問題が幾重にも重なる。

　また、各々のジェンダー意識が、介護への考え方や態度に影響することにも留意しなければならない（無藤, 2006）。我が国の現状はいまだ男女共同参画社会からはほど遠く、介護に対する社会の理解は極めて乏しい。実際、介護者の約7割を女性が占めている（厚生労働省, 2014）。「介護は女性の役割だ」「男性なのに介護休暇を取るのか」といった周囲の人々がもつ無理解なジェンダー意識が介護者に苦渋を強いる場合もある。

　介護者のライフサイクルやジェンダー意識を考慮しつつ、介護者が人生プランの中でどのような介護スタイルを選択していくのか、介護者の生き方を尊重する

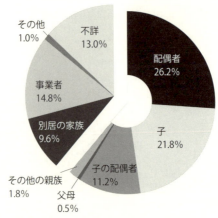

図Ⅱ-5-3　主な介護者の要介護者等との続柄および同別居の構成割合
（出典：厚生労働省『国民生活基礎調査』(2014)）

表II-5-1　J-ZBI_8（日本語版Zarit介護負担尺度短縮版）（出典：荒井ほか, 2003）

介護を受けている方の行動に対し、困ってしまうと思うことがありますか
介護を受けている方のそばにいると腹が立つことがありますか
介護があるので、家族や友人と付き合いづらくなっていると思いますか
介護を受けている方のそばにいると、気が休まらないと思いますか
介護があるので、自分の社会参加の機会が減ったと思うことがありますか
介護を受けている方が家にいるので、友達を自宅に呼びたくても呼べないと思ったことがありますか
介護をだれかに任せてしまいたいと思うことがありますか
介護を受けている方に対して、どうしていいかわからないと思うことがありますか

視点が重要である。

3◉介護負担・介護負担感

　介護はそれ自体が重労働であり、自由な時間や社会活動の機会を奪っていく。経済的な負担も看過できない。医療や介護費用の支出が増えるだけでなく、休職や辞職を余儀なくされ収入が減少する場合もある。先々どれだけの介護費用が必要となるのかも見通しが立たず、将来に対する不安も計り知れない。このように介護者はさまざまな介護負担を抱えている。

　一方、介護負担の受け取り方（介護負担感）には、家族介護者の年齢、性別、性格、社会経験、経済状態、被介護者との関係性など多数の要因が影響を与える。介護負担感の評価に「J-ZBI_8」（表II-5-1）は有用である（荒井ほか, 2003）。これは4件法の質問紙（32点満点）で、得点が高いほど介護負担感が強いことを示す。介護負担感を数値化することで経時的変化をとらえられ、家族介護者が自分の状態を客観的に知るための一助となる。

4◉介護者の心理過程と支援上の課題

　介護者の心理は、認知症の病期ごとに変遷し支援上の課題も変化するので以下に概観する。

初期：気づき～診断
〈初期の特徴と家族の心理〉

　「認知症ではないか」と気づいたときから家族の苦悩は始まる。不安を感じながらも誰にも相談できず、精神的に孤立してしまう場合も多い。認知症が疑われる本人が納得して受診に至る道筋も容易ではない。タイミングを見計らって医療機関を受診し認知症と診断されると、介護者は不安を抱えたまま、見守りを含む介

護生活のスタートを余儀なくされる。

〈支援上の課題〉

①情報提供・受診勧奨：認知症に関する情報提供を行い、専門医療機関への受診を促す。診断後は介護保険制度を利用できるよう介護認定を受ける。適宜、各種相談窓口を紹介する。（Ⅲ.資料編「治療・相談機関」参照）

②支援ニーズ評価：介護者の支援ニーズを評価し（図Ⅱ-5-2）、福祉サービスを導入する。家族が認知症と診断されたことを周囲の人々にどのように伝え、どのようなサポートを要請するのかなど、介護者の孤立を防ぐ方策が不可欠である。家族間で認知症の理解や診断の受容にギャップが生じ、治療法の選択や介護分担などを巡り関係に軋轢が生じることも少なくない。介護者の心情に配慮しつつ、環境調整を図る。

中期：認知機能・ADL（日常生活動作）の低下、精神症状の出現

〈中期の特徴と家族の心理〉

　診断後は薬物療法や非薬物療法が開始されるが、認知症は徐々に進行し、数か月〜数年の間に認知機能やADLの低下が顕著となる。幻覚妄想など精神症状も出現する。代表的な精神症状である「物盗られ妄想」は最も身近に介護している家族に向けられやすい。相当な労力を傾けて介護しているにもかかわらず、被介護者から攻撃的な言動を向けられる心理的ダメージは大きい。他にも「嫉妬妄想」や「幻の同居人」など、通常では理解し難い訴えに介護者は日々巻き込まれ、疲弊の一途をたどる。

　また、認知症の進行に伴い患者の性格や行動パターンに変化が生じ、過去の記憶が薄らぎ、徐々に“その人らしさ”が失われていく。このような状況をボス（Boss P., 1999）は「あいまいな喪失（Ambiguous Loss）」と呼び「身体的には存在するが心理的にはいなくなってしまったように感じる状態」としている。介護者はこれまでに経験したことのない喪失感を抱えている。

〈支援上の課題〉

①各種制度の活用：精神保健福祉士（以下「PSW」）らと連携し認知症の進行に合わせて福祉サービスを補充する。財産管理が困難な場合は成年後見制度の検討も必要となる。

②心理教育：幻覚妄想を伴う不可解な言動が認知症の精神症状によるものであることや適切な対応法について心理教育を行う。長期化する介護ではストレスケア

に関する心理教育も重要である。周囲にサポートを求められるようアサーションなどのコミュニケーションに関する心理教育も有用である。

終末期：施設入所（入院）、看取り

〈終末期の特徴と家族の心理〉

　地域包括ケアシステムの発展に伴い、終末期を在宅で過ごすケースが増えている。家族は昼夜を問わず介護に追われ疲労感でいっぱいとなる一方、引くに引けない状況に置かれ、心身に限界を迎えていることが多い。また、在宅介護が困難になると施設入所（入院）となる。この場合、身体的にはいくらか負担が軽減されるものの心理的には「家で介護できず申し訳ない」「親不孝者だ」といった罪悪感を抱えやすい。

　終末期には、①在宅・施設介護の選択（深津ほか，2006）、②栄養補給法（経管、胃瘻）や人工呼吸器の使用といった延命措置の選択、③がんなど身体疾患の治療選択など重大な意思決定を迫られる場面がある。近年導入が広がっている「事前指示書」（箕岡，2012）も重要な意味をもつが、刻々と状況が変化する中、その内容にすべてを委ねて良いのか、医療スタッフや家族の葛藤を回避するための事前指示書となっていないか、など検討すべき課題は多い。日本老年医学会による「高齢者ケアの意思決定プロセスに関するガイドライン」（2012）では、本人の意思、生き方、価値観などを尊重しつつ家族や医療関係者が話し合いを通じて合意を目指す「情報共有－合意」モデルを示している（清水，2012）。

〈支援上の課題〉

①ストレスケア・レスパイト：介護者のストレス状態の把握や休息の確保に留意する。緊急避難的にレスパイト入所が可能となるように周辺施設やケアマネジャーらと連携を図っておく。

②カウンセリング（介護の振り返り・意味づけ）：これまでの介護を振り返り「やれるだけのことはやった」と思い至ることもあれば、「もっとやれることがあったのではないか」と後悔の念を抱く場合もある。また「自分の家族がどうして認知症になってしまったのだろう」と理由を探そうとする場合もある。認知症の人とともに過ごしてきた日々に何らかの意味を見出せるよう、介護に尽くしてきた過程を振り返る時間をもつことは有用であろう。その中で、残された認知症の人との時間をどのように過ごしていくのかについての希望や願いが明らかになることは看取りまでの介護生活を支える一助となる。

3) 家族介護者支援の実践

　以下に、家族介護者への支援についての原則的事項を示す。

①正しい知識・情報：各専門職から認知症介護に役立つ医学的知識、福祉制度に関する知識、介護技法などの情報提供を継続的に行う。

②ピアグループの活用：個別、グループを問わず安心して心のうちを話せる場があることは介護者の心理的負担軽減に役立つ。ピアグループは、家族会や認知症カフェなどによるものだが、その意義は大きい。介護を経験する者同士が集い、互いの苦労を分かち合うことで心理的に支えられ、抑圧された気持ちが解放されるカタルシスが得られる。介護に不条理を感じて苛立ったり、行き詰まりを感じるのが「自分だけではない」と実感できると、介護者の不安は軽減される。さらに介護場面で遭遇する困難な課題について、他の介護者の取り組みからヒントが得られる実利的な側面もある。家族介護者数の急増に伴い個別の支援には限界があることに加え、ピアグループによる支援は、介護者をエンパワメントする効果に優れていることから積極的に活用すると良い。

③ストレスケア・レスパイト：ストレス状況が長期化する介護では、ストレスケアに関する心理教育も不可欠である。呼吸法などのリラクセーション法を練習したり、休息を確保することの重要性について伝えることも重要である。

　次に、代表的な家族支援の実践を紹介する。

介護者カウンセリング

　渡辺（2005）は、「介護家族カウンセリング」の目的を「家族の介護機能を高め、介護者および要介護者のQOLを高めること」とし、「介護者個人の心理的問題（個人システム）、介護家族の構造と機能（家族システム）、そして家族と地域専門職との連携（地域システム）への働きかけが必要」と指摘している。

　グループでは話しにくく感じられるテーマ（たとえば介護と仕事の両立、認知症に罹患した家族への思い、介護の苦悩など）について、安心して話すことができる介護者カウンセリングのニーズは高い。しかしながら現状では、介護者がカウンセリングを受けられる場は極めて限られる。医療機関などでカウンセリングを受けると、多くの場合、自費となり経済的負担が大きい。介護者が経済的負担を心配することなく、個別に安心して相談できる介護者カウンセリングのシステム構築が

早急に求められる。

家族介護者教室・家族会

　家族教室は、医療機関や自治体、NPO法人などが開催しており、前半は講義、後半は懇談会で構成されることが多い。認知症に関する医学的知識、福祉制度、認知症の人への対応法、ストレスケアなどさまざまな内容で構成される。家族会では講演会や勉強会を開催し、交流の場を設けることが多い。(事例編第2章事例12、13参照)

認知症カフェ

　1997年オランダで始まったアルツハイマーカフェを参考にした取り組みである。日本では2000年頃から始まり、「認知症施策推進5か年計画」(2012)の中で認知症カフェの必要性に言及したことで各地に広まった。厚生労働省(2015)が発表した「認知症カフェ実施状況」によると、すでに全国280の市区町村に、655の認知症カフェが設置されている。市区町村、認知症疾患医療センター、地域包括支援センター、NPO法人などが主体となって開催しており、利用料は1回100〜300円ほどで飲み物や茶菓子を提供する所が多い。認知症の人、家族介護者、認知症に関心のある地域住民が自由に参加し、種々の活動を楽しみ、交流する。誰でも気軽に立ち寄れ、認知症に関するさまざまな不安や悩みを話すことができるのが特色である。ピアによる支え合い、情報交換、地域での見守りなどの役割が期待される。

通所・短期入所施設の活用：レスパイトの確保

　介護者が休息を取るための支援として、デイサービス、ショートステイなどの通所・短期入所施設の活用が挙げられる。医療機関では重症度の高い患者を対象に「重度認知症デイケア」を実施する所もある。患者は慣れない場所のため、初めは戸惑いや疲労感を示すが、場の雰囲気に慣れると落ち着いて過ごせるようになる。認知トレーニング、体操、音楽、園芸、パソコンなどさまざまなプログラムがあるので、患者の好みに合う所を探すと良い。認知症の人にとっては、規則正しく適度な刺激を受けながら他者と過ごす時間となり、役割や充実感を得られる利点がある。一方、家族にとっては自由な時間が確保でき、介護疲れを癒す効果は大きい。

まとめ

　家族介護者は「隠れた患者（Hidden Patient）」（Fengler and Goodrich, 1979）あるい
は「隠れた犠牲者（Hidden Victims）」（Zarit et al., 1985）と表現されるほど過酷な状
況に置かれており、認知症臨床において家族支援は不可欠である。
　家族支援の場面で、家族介護者の心情を丁寧に汲み取り、支援ニーズを評価し
て適切な支援につなぐこと、さらに家族介護者と専門職の関係調整および専門職
種間の連携の要として心理職に期待される役割は大きい。　　　（原祐子・深津亮）

参考文献

Boss , P. (1999) *Ambiguous loss : Learning to live with unresolved grief.* Cambridge: Harvard University Press.（ボス，P. 南山浩二（訳）（2005）『「さよなら」のない別れ 別れのない「さよなら」－あいまいな喪失－』学文社）.

Fengler, A.P., Goodrich, N. (1979) Wives of Elderly Disabled Men : The Hidden Patients. *The Gerontologist,* 19 (2) , pp. 175-183.

Kübler-Ross, E. (1969) *On death and dying.* New York: Mcmillan.（キューブラー・ロス，E. 川口正吉（訳）（2001）『死ぬ瞬間——死にゆく人々との対話』読売新聞社）.

Watson, M. (2011) *Dementia from advanced disease to bereavement.* Oxford University Press.（武田雅俊（監修）（2015）『認知症緩和ケア』新興医学出版社）

Zarit, S., Orr, N.K., Zarit, J.M. (1985) *The Hidden Victims of Alzheimer's Disease ; Families Under Stress.* New York University Press.

荒井由美子, 田宮菜奈子, 矢野栄二 (2003)「Zarit介護負担尺度日本語版の短縮版（J-ZBI_8）の作成：その信頼性と妥当性に関する検討」『日本老年医学会雑誌』40 (5), pp. 497-503.

警察庁・警察政策研究センター及び慶應義塾大学・太田達也教授による共同研究 (2013)「高齢犯罪者の特性と犯罪要因に関する調査」.

厚生労働省老健局 (2012)「認知症施策推進5か年計画（オレンジプラン）について」.

厚生労働省 (2015)「認知症施策推進総合戦略～認知症高齢者等にやさしい地域づくりに向けて～（新オレンジプラン）」について」.

厚生労働省大臣官房統計情報部 (2014)「国民生活基礎調査（平成25年）の結果から　グラフでみる世帯の状況」.

厚生労働省老健局総務課 (2016)「公的介護保険制度の現状と今後の役割 2015年度」.

清水哲郎「意思決定プロセスの共同性と人生優位の視点——日本老年医学会 (2012)「高齢者ケアの意思決定プロセスに関するガイドライン」の立場」『Geriatric medicine』50 (12), pp. 1387-1393.

社団法人日本老年精神医学会 (2012)「高齢者ケアの意思決定プロセスに関するガイドライン　人工的水分・栄養補給の導入を中心として」.

深津亮・森秀樹・松木麻妃ほか (2006)「在宅から病院入院・施設入所に移るタイミングを考慮する」『Cognition and Dementia』5 (2), pp. 134-139.

箕岡真子 (2012)「認知症の終末期ケアにおける倫理的視点」『日本認知症ケア学会誌』11 (2) ,448-454.

三富紀敬 (2008)『イギリスのコミュニティケアと介護者——介護者支援の国際的展開』ミネルヴァ書房.

宮永和夫 (2006)「患者家族の心理的サポートを行う——特に外来および若年認知症の家族などにおいて」『Cognition and Dementia』5 (2), pp. 118-122.

無藤清子 (2006)「高齢者の家族介護者・介護家族支援における重要な視点——ジェンダー・センシティヴな家族心理学的・家族療法的視点」『東京女子大学紀要論集』57 (1), pp. 125-154.

渡辺俊之 (2005)『介護者と家族の心のケア』金剛出版.

6　認知症を対象とする心理療法的アプローチ

　心理療法[1]（psychotherapy）とは、個人または家族、集団を対象にし、多様な心理学的な方法を用いて人間が抱える心理的・感情的・行動的な障害の改善や緩和、または問題の解決を試みるアプローチの総称である。認知症治療における昨今の非薬物的なアプローチとしては、伝統的な心理療法だけにとどまらず、芸術療法や運動療法、園芸療法、音楽療法などさまざまな方法が用いられている。非薬物的アプローチでは、認知症の中核症状である認知機能の低下に伴う行動・心理症状（以下「BPSD」）の軽減や残存機能の維持、QOLの改善を介入の主なターゲットとしており、認知症の人の心理（感情面、認知面、行動面、身体面）の安定化を図ることを狙いとしている。すでに、BPSDに対する薬物療法のリスクが報告されてきており（たとえばBanerjee et al., 2011；Rochon et al., 2013）、可能な限りBPSD治療にはまず非薬物的なアプローチが取られる必要がある（たとえばAzermai et al., 2012）。このため、認知症の治療およびケアにおける心理療法が果たす役割は大きいと考えられるが、認知症介護家族への介入研究の数と比べて、認知症高齢者を対象とした研究数は圧倒的に少ない。

　本章では、まず認知症高齢者を対象とした心理療法のエビデンスについて紹介する。なお、高齢者を対象とした回想法（または回想療法：reminiscence therapy）、現実見当識訓練（reality orientation training）、芸術療法や運動療法については本章では割愛する。これまでの文献等ではこうしたアプローチの紹介が目立ち、認知症の人の治療やケアにおける心理療法の実践の幅を狭めてしまう要因の一つとなっているようにもみえる。臨床心理士はそのトレーニングの過程を通し、何かしらの心理療法に関するオリエンテーションや実践の拠り所となる心理臨床に関する理論を有している。そうした既存の心理療法を認知症の治療やケアにどのように活かすことができるのか、その可能性と介入の有効性について検討していく必要があるだろう。

1）心理療法のエビデンス

　認知症、または軽度認知障害を対象とした心理的介入の効果を実証的に検討した無作為化比較試験[2]（Randomized Control Trail：RCT）は少ない。認知症の人の抑うつや不安といった精神症状をターゲットとした6つの研究による介入効果のメタ分析の結果からは、抑うつに対しては中程度のエビデンスレベルがあり、一方で不安に対するエビデンスレベルは低いことが明らかにされている（Orgeta et al., 2015）。この分析では、QOLや生活自立度、BPSD、認知機能、介護者の抑うつなどについては明らかな効果は示されなかったものの、いずれの介入も不安や抑うつに対しては通常治療に比べて有効な介入であり、有害事象の報告もなく、安全に実施することができていた。

　エビデンスが示されないということは、そのアプローチの臨床的意義が否定されることとイコールではなく、あくまで厳密な研究デザインを用いた枠組みの中でその効果を証明することができなかったということを意味するだけである。事例研究の中にも、事例の状況や当事者のニーズにあわせて実施された介入が非常に有益な効果をもたらした報告も散見される。認知症に対する非薬物的なアプローチ全般におけるエビデンス不足の理由として、小海・若松（2012）は、認知症の人を対象とした介入は複数の技法を組み合わせながら実施されることが多く、厳密に単一の技法として評価できないことを挙げている。また、認知症への非薬物療法が対象者に与える治療効果を薬物療法と同程度のエビデンスで集積すること自体に限界があるという指摘もある（斎藤, 2006）。しかし、実証研究が難しいと嘆くだけでは、認知症ケアの領域における心理療法研究の今後の発展は望めない。この領域におけるわが国での介入研究はかなり出遅れており、研究の推進が喫緊の課題である。

2）心理療法の紹介

　ここでは、代表的な心理療法として挙げられる、心理力動的、行動・認知的、人間性、そして支持的の各アプローチにおける、認知症の人を対象とした取り組みについて先行研究を基に概観する。いずれのアプローチにおいても、介入の成功の鍵を握る大きな要因はセラピストとクライエント間の信頼関係である。なお、認知症の人を含む家族成員が抱える困難の解決を試みる家族療法的なアプローチ

も非常に重要な取り組みの一つである。認知症の診断はその当該個人だけでなく、家族全体に影響を及ぼすと考えられることから、家族療法の実施はイギリスにおける認知症支援のガイドラインにも明記されているほどである。本章では割愛するが、家族のケアの重要性については前章を参照してほしい。

1●心理力動的アプローチ

　心理力動療法（psychodynamic therapy）では、人間にみられる現在の行動や関係性はその人の無意識的な思考や過去の体験に影響を受けたものであると考える。ここでは、感情的な苦痛をもたらす対人関係上の葛藤や困難を同定することから治療が開始され、セラピストとクライエントは協働作業を通して、問題の解決策の発見とその検証を試み、精神内界の変化および日常における実際的な変化を促す（Burns et al., 2005）。このアプローチでは洞察という高次の認知機能がクライエントに求められるが、そうした機能が幾分維持されていると考えられる認知症の病初期であれば、心理療法による効果が得られる可能性があり、この方法を認知症の人に適用しようとする試みがある（Brierley et al., 2003）。心理力動的なアプローチに対人関係療法[3]の要素を含めた心理力動的対人関係療法（psychodynamic interpersonal therapy）という治療モデルが開発され、さまざまな困難に適用可能な簡易的な介入方法とされている。認知症の人への適用にあたり、対象者の自宅で実施することや介護家族も同席するなどの工夫がみられる。自伝的な語りによる自己価値の強化、現在の困難に影響する過去に起こった重要な葛藤探索と解決、病気についてきちんと話し合うこと、そして人間関係や社会的機能の改善に介入の重点が置かれる。各セッション終了後、10分ほど介護者と話をする機会を設け、介護者のニーズを聞いたり、治療の進展について知らせたりする。

　バーンズら（Burns et al., 2005）により実施されたRCTでは、軽度のアルツハイマー型認知症の人を対象に、上記の治療モデルに基づく6回のセッション（1回50分）を受けた介入群と対照群（通常治療群）が比較された。その結果、認知機能やADL、ウェルビーイング、介護者のストレスやコーピングなどについて、介入後および3か月後のフォローアップ評価では両群には統計的に有意な差はみられなかった。しかし、結果の一部として認知症の家族成員が示す問題行動に対する介護者の反応の改善がみられたことや、質的分析を通して参加者の満足度が高かったこと、自分の病気をオープンに話せたことや前向きに考えるようになったことなど、参加者による介入に対する肯定的な意見が報告された。

2◉行動・認知的アプローチ

行動的アプローチ

　このアプローチでは、現在抱える行動上の問題に注目し、その問題となる行動パターンの理解と解消を狙う。たとえば、行動理論では抑うつ症状は行動の悪循環の結果であると理解され、また機能分析[4] (functional analysis) では、認知症の人の示すチャレンジング行動[5] (challenging behavior) はある行動の連鎖によって維持されると考える。そのため、行動発生を引き出す先行刺激、引き出される行動（標的行動）、その直後に起こる結果という連鎖を明らかにし、操作を行うことによって問題を解決しようと試みる。認知症の人では認知機能の低下により、かつて楽しめていた活動に従事するための能力が徐々に失われ、自分一人ではそうした活動に参加することも難しくなるため、他者に頼らざるをえない生活を送ることになる。楽しい活動をすることと、抑うつ症状との間には有意な関連性があることが知られており (Lewinsohn et al., 1984)、認知症の人はこうした楽しい活動に次第に従事できなくなることが指摘されている (Teri & Logsdon, 1991)。このことから、行動的なアプローチでは、介護者の協力を得ながら認知症の人が日常生活で楽しめる活動を計画し、日々の生活に取り入れることで抑うつ症状の改善を図ろうとする。

　認知症の人の行動変容を狙いとしたこのアプローチについては、いくつかの顕著な改善効果が報告されている。たとえば、テリーら (Teri et al., 1997) は抑うつ症状を呈する認知症の人を対象に、参加者や介護者をそれぞれ楽しめる活動に従事させる行動活性を行う群、介護者のみの問題解決能力を促す群、そして通常治療群と待機群（無介入）の4群に割り付け、介入前後の効果を比較している。待機群を除く3群はいずれも、1回60分の計9セッション、週1回のペースで介入が実施された。この結果、行動活性と介護者の問題解決を図った2群では参加した高齢者およびその介護家族の抑うつ症状に有意な改善[6]が示され、その効果は6か月後も維持されていた。高齢者の行動活性を図った群では、事前に介護者に対してうつ症状の改善に役立つ方法と問題解決の方法に関する心理教育が実施されており、研究参加者が普段の生活で行動活性をしやすい環境を作る工夫が行われていた。また、アルツハイマー型認知症の人とその介護家族を対象に、上述の行動的な介入に加えて自宅で実施可能な運動プログラムを組み入れた、計12回セッション（1回60分程度）のRCTが実施されており、介入群では身体的な健康および抑うつ症状の有意な改善が報告されている (Teri et al., 2003)。さらに、認知症の人の

チャレンジング行動の変容を目的とした機能分析介入に関する研究結果のメタ分析からは、標的行動の頻度の低下、および介護者の関わり方の変化や介護負担感、抑うつ症状の低減などの効果が明らかとなっている（Moniz Cook et al., 2012）。

認知的アプローチ

認知行動療法（Cognitive Behavioral Therapy：CBT）の基本的な考え方は、人間の認知（思考）はその感情や行動に影響を及ぼすということである。CBTでは、人間の心の有り様を認知、感情、行動、身体の4側面の循環によって理解する認知行動モデルに則り、介入が行われる。CBTでは、個人の苦悩の原因を過去に求める代わりに、「今、ここで」起こっていること、つまり現在の状況をどのように改善するかについて考える。認知症の人を対象としたCBTの主な介入ターゲットは抑うつや不安といった精神症状、QOLの改善である。ここには、行動的な介入だけでなく、個人の思考に働きかける認知的な介入（どう考えるとよいか）が含まれる。普段、考えがちなネガティブな思考を特定し、その思考に対処するための方法を一緒に検討したり（たとえば、不安になったら自分に何と言い聞かせるとよいかを考える）、腹式呼吸や筋弛緩法など簡易なリラクセーション方法を用いて、不快な身体感覚を軽減させることで気分の悪化を緩和させる練習を行ったりする。認知症の人を対象にCBTを実施する場合、セッション数を短めにすること、記憶の補助ツール（手がかりカード、メモ）を使用すること、家族や付添人に同席をお願いすること、リマインダーツール（アラームや電話連絡）を活用すること、また話の内容をシンプルかつクリアな表現にして、重要な話の要約や繰り返しを多用するなど、通常のCBTよりも実施上の工夫が必要となる。

軽度から中等度の認知症の人を対象とした全10回のセッションで構成されたCBTプログラムのRCTが実施され、介入群は対照群と比べて介入後に不安や抑うつ症状が緩和されており、その効果は6か月後も持続していた（Spector et al., 2015）。この介入でも、介護家族にセッションに同席してもらい、次回予約日時や課されるホームワークのリマインダー役、また自宅でのコーチ役を介護家族に担ってもらうといった工夫がなされていた。最近では、認知症の人だけでなく同時に介護家族にも介入を行い、認知症の人の気分の改善や介護家族のメンタルヘルス状態の改善、加えて両者の関係性を扱おうとするおよそ9か月にわたる長期のCBTプログラムも開発され、その結果報告が待たれている（Forstmeier et al., 2015）。

3◉人間性アプローチ

　このアプローチの認知症ケアにおける貢献は大きい。現在、パーソン・センタード・ケア（person-centered care）は認知症ケアの哲学とされ、この哲学では認知症の人への全人的な配慮、人間的欲求への配慮の重要性が強調されている（武田ほか, 2015）。この考えでは、病気ではなくその人間へ最大の関心を払い、その人の体験を認め、その人を称え、その人の気持ちを受け止めること、つまりは人として大切に扱われる体験を通してウェルビーイングが得られ、維持されると考える。パーソン・センタード・ケアに基づく介入効果としては、認知症の人のウェルビーイングやQOLの改善、BPSDなどの症状の緩和だけでなく、ケアに関わるスタッフの職業ストレス、燃え尽きの低減などが明らかにされている（Edvardsson et al., 2014）。人間性アプローチに基づく心理療法は他のアプローチと異なり特定の技法を指すものではなく、心理療法全般に共通するセラピストとしてのあり方、クライエントを理解するための姿勢や態度といった重要な要素を含む、まさに哲学そのものであると考えられる。パーソン・センタード・ケアについては理論編4「認知症の人へのケア」も参照してほしい。

4◉支持的アプローチ

　元来、支持的心理療法（supportive psychotherapy）は洞察志向型の介入（探索的介入）とは異なり、対象者のパーソナリティ変容を目的とはせず、自分の問題に対処できるようにしたり、問題の再発予防、対処可能性を高めるための援助方法とされていた。現在では、すべての心理療法には探索的と支持的の両方の要素が含まれており、両者はスペクトラム関係にあると考えられている（ウィンストンほか, 2012）。支持的なアプローチは、相手に関心を示し、具体的な手助けを行う、勇気づけや楽観主義などのアプローチの総称である。このアプローチが心理療法的なものであるためには、問題や症状を改善し、自己評価や自我機能、適応スキルの維持、再獲得、改善などを目的とした、直接的な手法を用いる力動的な治療法として再定義される必要がある。支持的なアプローチでは、セラピストはクライエントに対してより頻繁に反応し、またクライエントの社会的な機能やコーピングスキルの改善に向けて積極的かつ直接的な役割をもって介入を行い、無意識的な側面を探索することよりもむしろ、行動面や主観的な感覚の面の改善に焦点を当てる（Junaid & Hegde, 2007）。このアプローチは単一の理論や概念に基づくものではなく、人間の変容に関する諸知見により導き出されるものである。支持的心理

療法における重要な要素として、安心の提供、病気の理解、「今ここで」の重視
（現実検討力の強化）、直接的な助言、提案、励まし、環境調整、そして共感と傾聴、
無条件の受容などが挙げられる。

　支持的アプローチに関する介入研究としては、タッペンら（Tappen et al., 2009）に
よるケア提供者と認知症の人との関係性を重視する対人関係理論に基づく、治療
的な対話を重視した"Therapeutic Conversation"と呼ばれるカウンセリングアプ
ローチのRCTが挙げられる。介護施設入所中の中期から後期のアルツハイマー型
認知症の人を対象に、介入群には週3回（1回30分のカウンセリングセッション）、計
16週に及ぶ介入が実施され、介入群では悲しみやアパシーといった気分の改善と
抑うつ症状の改善がみられた[7]。

5◉複合的な介入プログラム

　認知症に対する心理療法的アプローチには、単一の理論や方法論に則った介入
に限らず、有効と考えられるいくつかの手法を組み合わせて介入プログラムを構
築する試みもみられる。たとえば、バーゲナーら（Burgener et al., 2008）では初期か
ら中期の認知症の人を対象に、運動、CBT、そしてサポートグループを併用した
介入プログラムを実施し、介入群では対照群（注意訓練プログラムのみ）と比べて身
体機能や認知機能の改善や抑うつ症状の緩和がみられた。また、ウォルドルフら
（Waldorff et al., 2012）では軽度のアルツハイマー型認知症の人とその主介護者を対
象に、カウンセリングと心理教育グループ、電話カウンセリングを組み合わせた
介入プログラムを実施し、介入群全体で有意な効果は示されなかったものの、対
照群と比べて介入群では抑うつ症状の小程度の改善がみられた。

3）今後の課題

　本章では、心理療法の実証的検討という立場を中心に先行研究の知見を概説し、
認知症の人を対象とした伝統的な心理療法の有効性について述べてきた。しかし、
実際の高齢者支援の現場では、ここまで厳密に介入内容について検討されること
はむしろ少なく、先述したパーソン・センタード・ケアの精神に則り、認知症の
人へ最大の関心を払い、尊厳を重視する非常に丁寧な関わりがなされていると思
われる。そうしたケアの哲学に関してはこれまでの多くの文献等で十分に議論さ
れてきた内容でもあり、本章ではあえてこれまで注目されることの少なかった知

見をまとめることに終始した。

　薬物療法に比べ、非薬物的アプローチの実証研究が遅れているのは、研究デザインの立て難さに主な原因がある。心理療法の実施にかかる時間も労力も甚大である。しかし、認知症の根治療法が確立されていない現在において、非薬物的アプローチの果たす役割は非常に大きい。これまでに報告されている認知症の人や介護家族の介入研究は主に欧米で実施されており、結果の一般化にも限界がある。また、先行研究のほとんどが認知症の初期・中期の高齢者を対象とした介入だが、中期以降の認知症の人に有効な介入の検討も必要であろう。

　認知症の人を対象とした心理療法は、「誰が、どこで、何を」実施するかでその実施可能性が大きく左右されると考えられる。たとえば、認知症支援の要である地域のデイケア等で実践されている回想法や芸術療法は比較的実施しやすく、かつ集団でも実施が可能だが、本章で紹介したアプローチは、実施にあたり専門知識と技法の習熟が必要なだけでなく、認知症の人個人（または介護家族）に対して十分な時間を確保した上で実施されなければならないものである。その面では、わが国の認知症支援の現状として、心理療法は誰もがアクセスしやすい社会資源であるとは言い難い。少なくとも現時点では、すべての医療機関に心理職が配置されてはおらず、また心理職の実施する心理療法は保険適用外の行為である。マンパワーの問題に加え、介入コストの算出方法など、検討すべき課題が多く残されている。さらに言えば、海外に比べて日本では支援が必要な人がいつどこで心理的な援助を受けられるかについての情報提供の機会が圧倒的に少ない。これについては、わが国における認知症の人を対象とした心理療法のエビデンス不足、また高齢者を対象とした心理療法を実施できる専門職不足が大きな問題であると考えられる。心理療法が受ける者の対価に見合った介入方法であることを証明するためにも、この領域におけるさらなる実践や研究が求められる。　　　　（樫村正美）

1　Psychotherapyの訳語について、臨床心理学では心理療法、精神医学では精神療法と称しているが、事実上同一のものを指す。本章では、臨床心理学の立場から心理療法という用語を用いる。
2　研究対象者を無作為に介入群（評価の対象となる治療法を実施するグループ）と対照群（従来の治療法の実施、または何の介入も行わないグループ）に分け、効果の指標となるアウトカムを設定し、介入前後の結果の違いを両群間で比較する研究デザイン。
3　他者との関係性の困難が現在の苦痛を引き起こすと考え、関係性の改善を図ることで対象者の気分の変化、抱える問題の解決を狙う。
4　介入の標的となる行動の維持要因が、どのような行動連鎖（先行刺激→行動→結果）によって維持されているかについて明らかにする方法。
5　これまで問題行動（problem behavior）といわれてきたが、認知症の人にみられる行動・心理症状は、環境側にあるべき正しい対応を要求する行動だとする考え方から、このように呼ばれるようになってきて

いる。不適応行動、BPSDと言い換えることもできる。

6　ただし、集中困難や意思決定に関する症状の改善はみられなかったと報告されている。

7　この介入に参加した認知症高齢者のMMSE得点は0から25と非常に幅広い認知機能障害を有していたが、参加者全員が自分自身について言葉で語ることができたと報告されている。

参考文献

Azermai, M., Petrovic, M., Elseviers, M.M., Bourgeois, J., Van Bortel, L.M., Vander Stichele, R.H. (2012) Systematic appraisal of dementia guidelines for the management of behavioural and psychological symptoms. *Ageing Research Reviews*, 11, pp. 78-86.

Banerjee, S., Hellier, J., Dewey, M., et al. (2011) Sertraline or mirtazapine for depression in dementia (HTA-SADD) : a randomised, multicentre, double-blind, placebo-controlled trial. *Lancet*, 378, pp. 403-411.

Brierley, E., Guthrie, E., Busby, C., Marino-Francis, F., Byrne, J., & Burns, A. (2003) Psychodynamic interpersonal therapy for early Alzheimer's disease. *British Journal of Psychotherapy*, 19, pp. 435-446.

Burgener, S.C., Yang, Y., Gilbert, R., & Marsh-Yant, S. (2008) The effects of a multimodal intervention on outcomes of persons with early-stage dementia. *American Journal of Alzheimer's Disease & Other dementias*, 23, pp. 382-394.

Burns, A., Guthrie, E., Marino-Francis, F., Busby, C., Morris, J., Russell, E., Margison, F., Lennon, S., & Byrne, J. (2005) Brief psychotherapy in Alzheimer's disease. *British Journal of Psychiatry*, 187, pp. 143-147.

Edvardsson, D., Sandman, P.O., & Borell, L. (2014) Implementing national guidelines for person-centered care of people with dementia in residential aged care: effects on perceived person-centerdness, staff strain, and stress of conscience. *International Psychogeriatrics*, 26, pp. 1171-1179.

Forstmeier, S., Maercker, A., Savaskan, E., & Roth, T. (2015) Cognitive behavioural treatment for mild Alzheimer's patients and their caregivers (CBTAC) : study protocol for a randomized controlled trial. *Trials*, 16: 526 doi: 10.1186/s13063-015-1043-0.

Junaid, O. & Hegde, S. (2007) Supportive psychotherapy in dementia. *Advances in Psychiatric Treatment*, 13, pp. 17-23.

Lewinsohn, P., Antonuccio, D., Steinmetz, J., & Teri, L. (1984) *The coping with depression course.* Eugene, OR: Castalia Publishing.

Moniz Cook, E.D., Swift, K., James, I., Malouf, R., De Vugt, M., & Verhey, F. (2012) Functional analysis-based interventions for challenging behaviour in dementia. *The Cochrane Database of Systematic Reviews*, 15; (2) : CD006929. Doi: 10.1002/14651858.CD006929.pub2.

Orgeta, V., Qazi, A., Spector, A., & Orrell, M. (2015) Psychological treatments for depression and anxiety in dementia and mild cognitive impairment: systematic review and meta-analysis. *The British Journal of Psychiatry*, 207, pp. 293-298.

Rochon, P.A., Gruneir, A., Gill, S.S., et al. (2013) Older men with dementia are at greater risk than women of serious events after initiating antipsychotic therapy. *Journal of the American Geriatrics Society*, 61, pp. 55-61.

Spector, A., Charlesworth, G., King, M., Lattimer, M., Sadek, S., Marston, L., Rehill, A., Hoe, J., Qazi, A., Knapp, M., & Orrell, M. (2015) Cognitive-behavioural therapy for anxiety in dementia: pilot randomised controlled trial. *The British Journal of Psychiatry*, 206, pp. 509-516. doi: 10.1192/bjp.bp.113.140087.

Tappen, R.M., & Williams, C.L. (2009) Therapeutic conversation to improve mood in nursing home residents with Alzheimer's disease. *Research in Gerontological Nursing*, 2, pp. 267-275.

Teri, L., Gibbons, L.E., McCurry, S.M., Logsdon, R.G., Buchner, D.M., Barlow, W.E., Kukull, W.A.,

LaCroix, A.Z., McCormick, W., & Larson, E.B. (2003) Exercise plus behavioral management in patients with Alzheimer disease. *JAMA*, 290, pp. 2015-2022.

Teri, L., & Logsdon, R.G. (1991) Identifying pleasant activities for Alzheimer's disease patients: The pleasant events schedule-AD. *The Gerontologist*, 31, pp. 124-127.

Teri, L., Logsdon, R.G., Uomoto, J., & McCurry, S.M. (1997) Behavioral treatment of depression in dementia patients: A controlled clinical trial. *Journal of Gerontology: Psychological Sciences*, 52B, pp. 159-166.

Waldorff, F.B., Buss, D.V., Eckermann, A., Rasmussen, M.L.H., Keiding, N., Rishøj, S., Siersma, V., Sørensen, J., Sørensen, L.V., Vogel, A., & Waldemar, G. (2012) Efficacy of psychosocial intervention in patients with mild Alzheimer's disease: the multicentre, rater blinded, randomised Danish Alzheimer Intervention Study (DAISY). *British Medical Journal*, 345: e4693. doi: 10.1136/bmj.e4693.

ウィンストン, A. ローゼンタール, R.N., ピンスカー, H. (著) 大野裕・堀越勝・中野有美 (監訳) (2012)『動画で学ぶ支持的精神療法入門』医学書院.

小海浩之・若松直樹 (2012)『高齢者こころのケアの実践 下巻――認知症ケアのためのリハビリテーション』太洋社.

斎藤正彦 (2006)「認知症における非薬物療法研究の課題と展望」『老年精神医学雑誌』17, pp. 711-717.

武田雅彦・小川朝生・篠崎和弘 (2015)『認知症の緩和ケア――診断時から始まる患者と家族の支援』新興医学出版社.

7　「街ぐるみ認知症相談センター」の実践と役割

はじめに

　いまや認知症は高齢者にとってありふれた疾患の一つとなった。認知症の人が住み慣れた地域で可能な限り自立した暮らしを続けるために、認知症の発症をより早期の段階で発見し、各ステージにおけるニーズに沿った支援を提供する地域ケアシステムの構築が求められている。そのような背景から、「街ぐるみ認知症相談センター」（以下「センター」）は日本医科大学老人病研究所（現先端医学研究所）に2007年に開設された。センターはもの忘れが気がかりな地域住民が無料で相談できる施設であり、現在は日本医科大学武蔵小杉病院認知症センター（川崎市認知症疾患医療センター）の相談部門として活動している。本章では、認知症の発症を心配する人や認知症の人に対する地域でのケアの一例として、センターでの実践を紹介する。

1）もの忘れ相談

　センターでは相談に訪れた本人や家族からもの忘れを中心とした主訴を聴き取った後、本人にタッチパネル式のコンピュータ「物忘れ相談プログラム」（浦上, 2008）（以下「TP検査」）を操作してもらい認知機能を査定する。結果が一定水準に満たない場合は、臨床心理士がMMSEをはじめいくつかの検査を実施する。総合的にみて認知機能の低下が疑われる場合、主訴と検査所見、生活状況、本人や家族のニーズなどをまとめ、かかりつけ医（いない場合は自宅近くの専門医）宛の情報提供書を作成する。宛先の医療機関には、精査も含めて自院で診療を行うか専門医に紹介するかをセンターにFAXで知らせてくれるよう依頼している。このような手続きを経て、来談者はセンターを経由して地域の医療機関につながることとなる。センターには専門の医療機関と比べて、認知機能低下がより軽度の段階で来談者が訪れる傾向にある（Nomura et al., 2012）。来所への抵抗が医療機関に比べて低いためと考えられ、センターが認知症の早期発見に寄与していることが示唆

される。来談者の中には単独で来所する人や独居の人も多い。相談時の様子や検査結果から認知機能の低下が疑われるものの、本人の話だけでは生活状況を正確に把握できないことや、単独ではその後の受診が難しいと思われることも少なくない。そのため、本人同意のもと家族とコンタクトをとって生活状況を確認したり、地域包括支援センター（以下「地域包括」）や役所、担当のケアマネジャー（以下「ケアマネ」）に協力を依頼したりなど、必要に応じて家族や関係者、関係機関との連絡、連携を行っている。

　認知症の疾患特性を考えると、来所した時には発症の可能性が低いと判断されても、その後の経過の中で認知症の兆候が現れてくる可能性は十分ある。また、センターから医療機関に紹介して診断された後も、認知機能をはじめ、ADLやBPSD、合併症、家族の介護負担などは経過とともに変化していく。そのため、その時々の本人の状態・状況に沿った適切なケアを提供するためには、継続的なアセスメントが求められる。そこで、センターの利用者には認知症の診断の有無にかかわらず、定期健診のようにもの忘れの状態を継続的にチェックするよう、来所から半年経過するたびに再来を促す手紙を送付している。来所を続ける中で、本人または家族から認知症予防の活動に対する関心が語られることや、本人の生活面でのつまずきが増え、新たな介護サービスの利用が望ましいと判断されることもある。そこで、そのつど必要な情報を提供したり、関係機関と連絡をとって必要なサービスにつなげたりすることでニーズに応えている。

2) 患者と家族が交流・学習する場

　こうした日常のもの忘れ相談に加えて、診断を受けた患者とその家族が交流や情報交換を行い、認知症について学べる機会を定期的に設けている。その一つに、若年性認知症の人とその家族を対象とした「ひまわり会」がある。会では体操やそば打ち体験、音楽演奏、カード作りなど、本人が楽しんで取り組めるプログラムを提供している。家族同士の交流では、本人の近況、困りごととその対応、家族の思いなどについて語り合い、体験を共有し合う。若年性認知症への公的サービスには、年齢が若くADLの保たれた認知症患者に適した通所サービスが少ない、利用できる制度・サービスの周知が不十分で、必要なサービスにつなげるコーディネーターが不足しているなど、固有の課題がある。会では若年性認知症に対応した通所サービスの情報や、介護保険サービス以外の公的サービスの情報が得られ

るなど、家族にとって貴重な情報源の場となっている。より疾患教育を重視した場としては、主に診断を受けて間もない時期の患者と家族を対象とした「認知症はじめて教室」がある。教室では当院の専門医が認知症の原因疾患や症状、経過、進行予防のための治療やケア、望ましい対応などについて情報提供を行う。患者と家族が疾患を受けとめ、今後の病状や生活の見通しを描き、準備を整える機会となっている。

3）医療・介護との連携促進

　認知症が疑われる人や認知症の人に適切な医療・介護サービスを提供するためには、専門職や関係機関同士の連携が不可欠である。センターでは、地域の医療機関とセンター、さらに医療機関同士の連携促進を目指して、かかりつけ医や専門医を対象とした「川崎認知症ケアミーティング」（以下「ケアミーティング」）を開催している。ケアミーティングでは、認知症の専門医だけでなく、整形外科や糖尿病内科などさまざまな診療科の医師による認知症の症例報告に加え、BPSDへの対応、処方の選択、診療上の苦労などについての情報交換や質疑が行われる。出席者の多くは、日常の診療の中でセンターと連携する機会の多いかかりつけ医が中心ではあるものの、多様な診療科の医師が集い、顔の見える連携の場となっている。

　また、医療・介護職の知識と技能の向上、専門職同士の連携促進をはかるため、「専門職向け公開講座」を開催している。講座のテーマは、認知症の薬物療法、ケアによるBPSDへの対応、家族支援、認知症の人を支える地域ネットワークなど多岐にわたり、各領域の専門家に講演を依頼している。出席者の職種はケアマネ、社会福祉士、看護師、介護福祉士など介護・福祉・看護職が中心だが、数名の医師の出席もみられる。職場も地域包括、居宅介護支援事業所、役所、医療機関など幅広い。最近の取り組みとしては、薬局の薬剤師と病院の医師・薬剤師とが意見交換を行う「薬剤師と医師との連携の会」がある。近年、処方の重複や飲み合わせによる副作用の防止、不必要な多剤服用の防止、服薬の継続など、高齢者の服薬管理を支える「かかりつけ薬局」の制度が開始された。認知症の人の在宅生活を支える上で、薬局の薬剤師が果たす役割への期待が高まっている。会では服薬の継続や残薬の円滑な調整のために薬剤師としてどのような支援が可能かなどについて、議論を重ねている。

4) 地域の人々に向けた認知症の普及啓発

　認知症を早期に発見し、その後も本人が可能な限り地域で暮らし続けるために
は、本人や家族を取り巻く一般の人々の配慮や理解、支援も必要である。センタ
ーではそのような地域づくりの一環として、地域の人々に向けた認知症の普及啓
発活動を行っている。川崎市との共催による「認知症市民公開講座」もその一つ
である。認知症の人と家族の暮らし、認知症予防の実践、若年性認知症など関心
の高いテーマについて、専門職や当事者による講演とパネルディスカッションを
中心とした講座を毎年開催している。また、依頼に応じて老人会、町内会、シニ
アサークル、学校などのコミュニティ単位での講演（認知症サポーター養成講座を含
む）を行っている。内容は疾患教育や社会資源の情報提供が中心であるが、高齢
者を対象とした講演では認知症予防に対するニーズの高さが感じられる。年に5、
6回程度、地域の祭りや住民参加型のイベントに出展することもある。出展先で
はTP検査によるもの忘れチェックやセンターの紹介、認知症の理解を深める展示
を行っている。さらに年に一度、地域の人々に向けてセンターの活動を紹介する
ため、講演を兼ねた見学会を開催している。

おわりに

　認知症には、発症する前のステージから取り組む認知症予防から、発症後の早
期発見と受診、その後の暮らしのサポートまで、幅広い支援が求められる。ステ
ージの進行とともに、本人が自分の状況を的確に判断し、どのようなサービスを
望むかなどのニーズを表明することは難しくなる。その分、周囲が本人の言葉に
耳を傾け、生活状況や行動の観察からニーズを読み込み、支援を届けていくこと
がいっそう求められる。このような支援を切れ目なく継続するのは、家族はもち
ろん、一人の専門職や一つの機関でできることではない。専門職だけでなく一般
の人々も含め、地域の人々の有機的なつながりによって実現が可能となる。本章
ではそのような地域のつながりを重視したケアの一例として、センターの実践を
紹介した。

　一方で、センターの実践からは課題もみえてくる。相談を通して認知症の可能
性が疑われるものの、医療機関への受診や家族への連絡を本人が頑なに拒み、そ
の後のフォローが不十分となってしまった事例もある。また、センターの外に目

を向けると、認知症の発症が疑われる一方で必要な支援につながらず、深まる生活の困難が近隣トラブルなどの形で顕在化している事例もある。こうした事例には主として地域包括や役所、保健所などが対応しているが、支援の難しさもしばしば耳にする。近年ではこのような人々に対して、認知症初期集中支援チームなど自宅訪問も含めた積極的な支援が着手され始めた。支援につながりにくい認知症の人とその支援者に対する後方支援を模索することも、今後の課題である。

（川西智也）

参考文献

Nomura, T., Matsumoto, S., Kitamura S., et al. (2012) Roles of consultation organizations in the early detection of dementia ; From the practices of the Community Consultation Center for Citizens with Mild Cognitive Impairment and Dementia, Nippon Medical School. *Journal of Nippon Medical School,* 79 (6) , pp. 438-443.

浦上克哉 (2008)「タッチパネル式コンピューターを用いた認知症検診と予防教室への取り組み」『Modern Physician』28 (10) , pp. 1515-1518.

街ぐるみ認知症相談センターHP　http://www2.nms.ac.jp/ig/soudan/

第Ⅲ部 資料編

1 統計資料
2 診断基準
3 治療・相談機関

●最初の統計資料では、超高齢社会を迎えているわが国の高齢者事情を反映するものとして、高齢者人口の推移、将来人口推計、高齢化率の推移と推計、高齢者人口の国際比較、認知症患者数の将来推計、各年齢層における認知症有病率などが示される。加えて、近年増加傾向にあるとみられる若年性認知症の疫学に関する予備的な資料も提示されている。これらの資料を通して、今後さらに増加が見込まれる高齢者数、認知症患者数という実態を受け、わが国における高齢者支援、認知症支援の重要性を読み取ることができるだろう。

●続く診断基準においては、認知症の診断の流れを踏まえ、認知症の鑑別診断については鑑別が特に重要とされるせん妄とうつ病に絞って紹介される。認知症の診断基準については、軽度認知障害から原因疾患別でアルツハイマー病、血管性認知症、レビー小体型認知症、前頭側頭型認知症といった代表的な認知症の診断基準が明記される。認知症においても他の精神神経疾患と同様、臨床兆候に基づく操作的な診断基準が主となるが、診断基準の機械的な使用による誤診や背後に潜む身体疾患の見落としなどの問題が生じる恐れもあるため、注意が必要である。

●そして最後に、認知症の治療や相談に関する機関として、医療、介護・権利擁護、そして家族支援の3つにおいて代表的な相談窓口が紹介される。認知症に関する情報は厚生労働省をはじめとする公的機関から現在ではインターネットなどを利用することにより、最新の情報を入手することができるようになってきている。また、日常生活における介護の相談、高齢者虐待など高齢者の権利擁護の相談は主に地域の窓口が各種開設されるようになってきている。わが国の認知症施策においても介護家族支援は重視されることの一つであるが、介護家族同士が自助的に関わることのできる場は、ここで紹介されるもの以外にも認知症カフェや家族の自助グループなどが各地域で徐々に立ち上がりつつある。これについては担当の行政窓口に問い合わせることで発見することができるだろう。　（樫村正美）

1　統計資料

1）日本の高齢者人口

　総務省統計局による平成28年9月の発表によれば、65歳以上高齢者の人口は3461万人であり、総人口に占める割合は27.3%で過去最高となっている（図Ⅲ-1-1）。男女別で見ると、女性が男性よりも463万人多く、女性の65歳以上高齢者は女性人口の30.1%を占めている。日本の高齢化の要因は①死亡率低下による65歳以上人口増加、②少子化の進行による若年人口の減少に大別される。平成26年時点での日本における平均寿命は男性で80.50歳、女性で86.83歳であり（図Ⅲ-1-2）、出生数は減少を続け、2060（平成72）年には48万人になると推計されている。将来推計人口に基づけば、日本の総人口は長期の人口減少過程に入っており、2060（平成72）年には8674万人になると推計されている（図Ⅲ-1-3）。人口は減少しながらも高齢化率も進み、2060（平成72）年には39.9%に達すると見込まれている（図Ⅲ-1-4）。

　世界的に見ても、主要国中における高齢者人口の割合は日本が最も高い水準を示しており（図Ⅲ-1-5）、他国と比較しても日本で最も高齢化の進行が早くなってい

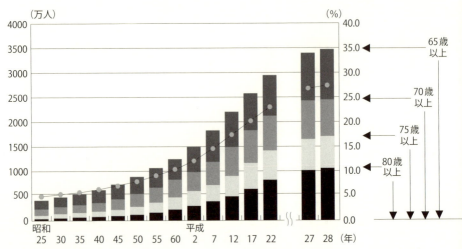

図Ⅲ-1-1　高齢者人口および割合の推移（昭和25〜平成28年）（出典：総務省統計局「統計トピックスNo.97」）

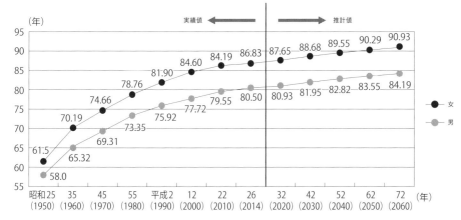

図III-1-2　日本における平均寿命の推移と将来推計（出典：平成28年版高齢社会白書）

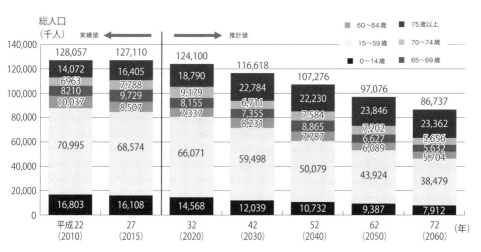

図III-1-3　年齢区分別将来人口推計（出典：平成28年版高齢社会白書）

ることがわかる。日本はどの国も経験したことがない超高齢社会を迎えている。

2）認知症患者数

　　内閣府が発表している『平成28年度版高齢社会白書』によれば、65歳以上高齢者の認知症患者数と有病率は2012（平成24）年では認知症患者数が462万人であり、将来推計からは2025（平成37）年には約700万人前後に達し、およそ5人に1人が

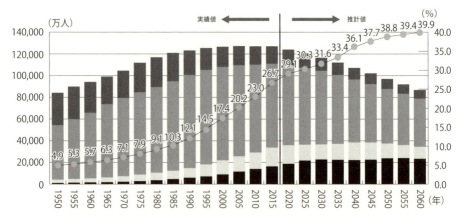

図Ⅲ-1-4　高齢化率の推移と将来推計（出典：平成28年版高齢社会白書）

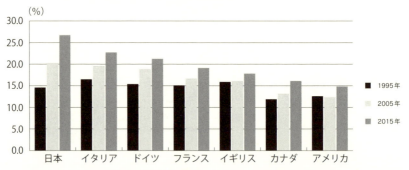

図Ⅲ-1-5　高齢者人口割合の国際比較（1995年、2005年、2015年）（出典：総務省統計局「統計トピックスNo.97」）

　認知症になると見込まれている（図Ⅲ-1-6）。高齢になればなるほど認知症有病率は上昇する（図Ⅲ-1-7）。これに加え、近年注目される正常と認知症との中間の状態と言われる「軽度認知障害（mild cognitive impairment：MCI）」と推計される者が約400万人いるとされており、これらをあわせると65歳以上高齢者の約4人に1人が認知症、またはその予備軍であるといわれている。

　認知症に限らず、高齢者の要介護者数は増加の一途をたどっており、特に75歳以上でその割合が高くなる。自宅で介護を受けたいと希望する割合は男女ともに多いことから、介護家族の負担も今後さらに増えることが予想される。同居している主な介護者の年齢を見ると、男性で69.0%、女性で68.5%が60歳以上のいわゆる「老老介護」である割合が多い（Ⅲ-1-8）。加えて、65歳以上人口を15歳から64歳人口で支える割合をみると、1950（昭和25）年には1人の高齢者に対して12.1人

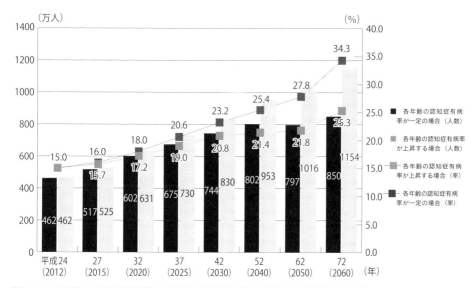

図III-1-6　65歳以上の認知症患者数と有病率の将来推計（出典：平成28年版高齢社会白書）

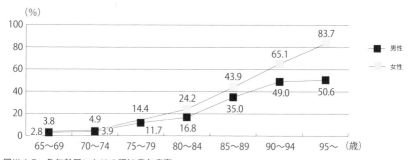

図III-1-7　各年齢層における認知症有病率
（出典：朝田隆ほか（2013）『都市部における認知症有病率と認知症の生活機能障害への対応　平成
23年度〜平成24年度総合研究報告書』（厚生労働科学研究費補助金認知症対策総合研究事業）p.72
〈http://www.tsukuba-psychiatry.com/?page_id=806〉を基に筆者作成）

の現役世代がいたのに対し、2015（平成27）年には高齢者1人に対して現役世代
2.3人まで比率が低下しており、この比率は今後さらに低下すると見込まれている
（III-1-9）。

　また、2015年8月には国際アルツハイマー病協会（Alzheimer's Disease International：
ADI）による『世界アルツハイマー報告書2015（World Alzheimer Report 2015）』が発
表された。これによれば、世界の60歳以上高齢者は9億人いるとされており、そ
のうち認知症患者数は現在およそ4680万人であり、2030年には7470万人、2050年

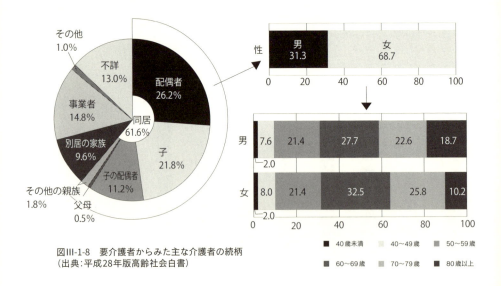

図Ⅲ-1-8　要介護者からみた主な介護者の続柄
（出典：平成28年版高齢社会白書）

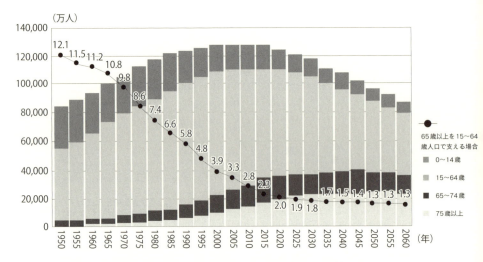

図Ⅲ-1-9　65歳以上人口を現役世代が支える割合（出典：平成28年版高齢社会白書）

には現在の3倍となる1億3200万人に達するといわれている。この報告書によれ
ば、毎年、新規認知症患者数が約990万人に及ぶとされており、およそ3.2秒に患
者1人が増える計算となる。この新規患者数のうち、全体の49％がアジアで占め
られており、25％がヨーロッパ、18％がアメリカ、8％がアフリカである。2015年
から2050年の間で、高所得国における高齢者数は56％増加し、中所得の上位国

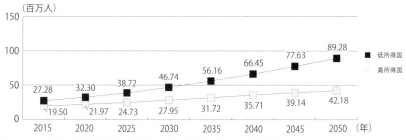

図III-1-10　世界における所得別の認知症を抱えて暮らす人の数の増加
（出典：世界アルツハイマー報告書（2015）より引用、改変）

で138％、下位国で185％、低所得国で239％増加すると推定されている。認知症を
抱えて暮らす人の数の増加が見込まれる国の多くは中低所得国である（図III-1-10）。

3）認知症を呈する基礎疾患の割合

　国際アルツハイマー病協会が2009年に発表した報告によれば、認知症を呈する
基礎疾患の認知症全体に占める割合は、それぞれアルツハイマー病（Alzheimer's
Disease：AD）で50〜70％と最多であり、次いで脳血管性認知症（Vascular Dementia：
VaD）で20〜30％、レビー小体型認知症（Dementia with Lewy Bodies：DLB）では5％
未満、そして前頭側頭葉型認知症（Frontotemporal Dementia：FTD）で5〜10％であ
った（表III-1-1）。日本においても各地域で実施された疫学研究の結果から、ADお
よびVaDの割合はおおよそこの通りであるが、ADやVaDに次いでDLBの割合が
多くみられるとする報告がある。

表III-1-1　認知症を呈する基礎疾患の割合（出典：世界アルツハイマー報告書（2009））

疾患名	認知症全体に占める割合
アルツハイマー病 Alzheimer's Disease	50〜70％
血管性認知症 Vascular Dementia	20〜30％
レビー小体型認知症 Dementia with Lewy Bodies	5％未満
前頭側頭葉型認知症 Frontotemporal Dementia	5〜10％

注）世界アルツハイマー報告書（2009）の表を基に作成。
注）死体解剖研究によれば、多くの者に混合型の認知症（たとえばアルツハイマー病と血管性認知症）の
症例が含まれており、混合型認知症が過小診断されていることが示唆されている。

4）若年性認知症の疫学

　平成21年の厚生労働省の発表によれば、平成18年度から20年度の3年間における調査の結果、全国における若年性認知症患者数は3.78万人（95%信頼区間3.61〜3.94）と推計されており、18歳から64歳人口における人口10万人当たりの若年性認知症患者数は47.6人（95%信頼区間45.5〜49.7）であり、男性57.8人、女性36.7人と男性の方が多くなっている。推定平均発症年齢は51.3±9.8歳で、男性で51.1±9.8歳、女性で51.6±9.6歳であり、5歳刻みの人口階層において認知症全体の有病率は1階層上がるごとに倍近くに増加している（表Ⅲ-1-2）。認知症の基礎疾患別集計からは、脳血管性認知症が39.8%、アルツハイマー病が25.4%、頭部外傷後遺症が7.7%、前頭側頭葉変性症が3.7%、アルコール性認知症が3.5%、レビー小体型認知症が3.0%であった（図Ⅲ-1-11）。引き続き、各自治体（たとえば青森県、静岡県など）による若年性認知症患者に関する独自調査がいくつか報告されてきているものの、全国レベルでの正確な患者数や医療機関の受診状況は未だ把握できていない。

（樫村正美）

表Ⅲ-1-2　年齢階層別若年性認知症有病率
（出典：厚生労働省ホームページ）

年齢	人口10万人当たり有病率（人）			推定患者数（万人）
	男	女	総数	
18〜19	1.6	0.0	0.8	0.002
20〜24	7.8	2.2	5.1	0.037
25〜29	8.3	3.1	5.8	0.045
30〜39	9.2	2.5	5.9	0.055
35〜39	11.3	6.5	8.9	0.084
40〜44	18.5	11.2	14.8	0.122
45〜49	33.6	20.6	27.1	0.209
50〜54	68.1	34.9	51.7	0.416
55〜59	144.5	85.2	115.1	1.201
60〜64	222.1	155.2	189.3	1.604
18〜64	57.8	36.7	47.6	3.775

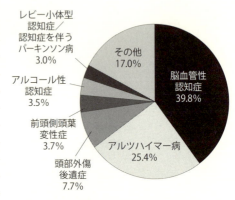

図Ⅲ-1-11　若年性認知症の基礎疾患内訳
（出典：厚生労働症ホームページ）

2　診断基準

　認知症に関する診断基準は、DSM-5（2014）、ICD-10（1993）（現在ICD-11が作成されている）などの国際的な診断基準をはじめ、学会や研究班らがまとめたものなどが複数存在する。いずれも、臨床症候に基づく操作的な診断基準が主であるが、安易に機械的に用いると誤診や背後に潜む身体疾患を見落としてしまうことにつながりかねない。各種診断基準を用いるには、松下（2014）が指摘するように、病前状態の把握、綿密な現病歴聴取、注意深い臨床観察、問診、経過観察が不可欠であることは言うまでもない。

　また近年、画像診断、遺伝子診断、生化学（いわゆるバイオマーカーによる）診断といった診断技術の目覚ましい進歩により早期診断が可能となったばかりでなく、発症前診断も可能となった。この領域は極めて重要ではあるが、ここでは代表的な診断基準を記述し、preclinicalな診断基準については文献の引用にとどめることにする。

1）鑑別診断

　高齢者は、一般にいくつかの身体疾患を抱えていることが多い。他方、加齢によるさまざまな機能障害が加わり、一見認知症と思われる症状が、認知症とは別の治療すべき病態であることも稀ではない。認知症を引き起こす原因疾患は多岐にわたるが、原因により病態や病像、経過、予後、治療法が異なるため、鑑別診断ならびに原因疾患の特定は極めて重要である。その手順を簡略に示すと、図のようになる（図Ⅲ-2-1）。いわゆる「治療可能な認知症」の峻別の他に、せん妄などの意識障害（表Ⅲ-2-1）、うつ病（表Ⅲ-2-2）は仮性認知症ともいわれ、鑑別の上でも最重要といえる。

2）軽度認知障害（MCI）の診断基準

　軽度認知障害（mild cognitive impairment：MCI）とは、主観的にも客観的にも記憶

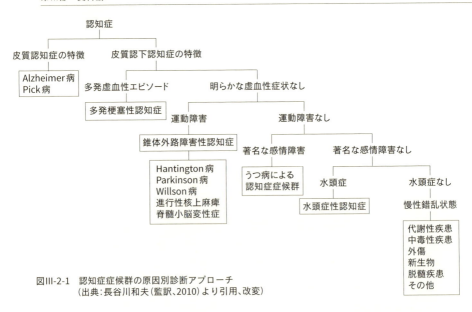

図Ⅲ-2-1　認知症症候群の原因別診断アプローチ
（出典：長谷川和夫（監訳、2010）より引用、改変）

表Ⅲ-2-1　せん妄と認知症の鑑別（出典：認知症学会（2008）より引用、改変）

	せん妄	認知症
発症	急激、発症時期が明確	緩徐、発症時期は不明確
初発症状	錯覚、幻覚、妄想、興奮	記憶力低下
日内変動	夜間や夕刻に悪化	変化に乏しい
持続期間	数日〜数週間	永続的
身体疾患	合併していることが多い	時にあり
薬剤の影響	しばしばあり	なし
環境の影響	関与することが多い	なし

表Ⅲ-2-2　うつ状態（偽性認知症）と認知症の鑑別（出典：認知症学会（2008）より引用、改変）

	うつ状態（偽性認知症）	認知症
発症	発症の時期はある程度明確	緩徐に進行する
経過	発症後、急速に進行し、日内・日差変動を認める	緩徐で変動は少なく、進行性
持続期間	数時間〜数週間	永続的
もの忘れの訴え	強調する	自覚がないこともある
自己評価	自己の能力低下を嘆く	自己の能力低下を隠す
言語理解	困難でない	困難である
応答	「わからない」と答える	答えを誤る、または作話や辻褄を合わせようとする
記憶障害	最近の記憶も昔の記憶も同様に障害	昔の記憶より最近の記憶の障害が目立つ

障害はあるが、その他の認知機能のドメインに障害が見出されない病態を指すため認知症とは診断されない。しかし、必ずしも正常とはいえない状態であり（表III-2-3）、最近の研究から認知症の前駆状態を意味する用語と考えられている（日本神経学会, 2010）。また、正常加齢による認知機能（記憶機能）の低下との鑑別も必要となる（表III-2-4）（日本神経学会, 2010）。

3）アルツハイマー病の診断基準

アルツハイマー病（以下「AD」）については、HDS-RやMMSEなどの認知症スクリーニング検査により、近時記憶障害、見当識障害、構成障害が認められることで診断されることが多い。進行に伴って、視空間認知障害や失行、失認などの高次機能障害や言語症状など、特有の皮質症状が加わる（日本神経学会, 2010）。診断基準を表II-2-5に示す。

preclinical AD
近年では病態解明の進歩に伴い、MCIと診断されるよりも前の無症候の段階で、各種バイオマーカーにより、preclinical ADと診断することが可能となっている。バイオマーカーにより、preclinical ADは3ステージに分類される。主要なバイオマーカーは、脳髄液検査によるAβ42の低下やリン酸化タウ（p-タウ）値の上昇などである。詳細は福井（2013）、東海林（2016）を参照されたい。

表III-2-3　MCI：mild cognitive impairmentの診断基準（出典：認知症学会（2008）より引用、改変）

主観的なもの忘れの訴え
年齢に比し記憶力が低下（記憶検査で平均値の1.5SD以下）
日常生活動作は概ね自立して営める
全般的な認知機能はほぼ正常
認知症は認めない

表III-2-4　加齢による記憶障害との鑑別（出典：認知症学会（2008）より引用、改変）

記憶障害	加齢によるもの	認知症疾患によるもの
特徴	行為や出来事の一部を忘れる	行為や出来事そのものを忘れる
再認	ヒントにより思い出すことが多い	ヒントによっても思い出すことは少ない
程度	社会生活に支障はない	社会生活に支障がある
頻度	最近1〜2年間で変化がない	最近1〜2年間で増えている
拡がり	他の症状は目立たない	見当識障害、判断力障害、実行機能障害など、他の症状も見られる

表Ⅲ-2-5　NIA-AAによるアルツハイマー病の診断基準
（出典：McKhann（2011）を福井（2013）が翻訳したものを引用、改変）

a. all-cause dementia

1. 日常生活・職務を障害

2. 従来の能力からの低下

3. せん妄や精神病によるものではない

4. 認知機能低下が病歴、簡易認知機能検査で確認される

5. 認知/行動の2項目以上の障害

1) 記憶

2) 実行機能

3) 視空間認知

4) 言語

5) 人格・行動・振る舞い

b. probable AD dementia

All-cause dementia の定義と下記を満たす

1. 潜行的な発症（発症年齢は問わない）

2. 認知機能の明らかな進行性悪化

3. 経過/検査結果において以下のいずれかが初発・顕著

1) 健忘（学習と想起）

2) 健忘以外の症状：言語・視空間認知/視認知・実行機能

4. 除外項目

1) 認知機能低下と同時期の脳血管性発作, 多発性/広範性梗塞, 高度白質障害

2) レビー小体型認知症の中核症状

3) 前頭側頭型認知症を特徴づける行動障害

4) 意味性認知症・進行性非流暢性失語を示唆する言語障害

5) 他疾患の可能性

c. possible AD dementia

・非定型的な経過, 突然発症

・不十分な病歴, 認知機能低下に関する客観的情報不足

・混合性要因

・認知機能低下と同時期の脳血管性発作, 多発性・広範性脳梗塞/びまん性高度白質障害の合併

・レビー小体型認知症の臨床的特徴の合併

・他疾患の可能性が否定できない

・認知機能低下をきたす内科疾患・薬物使用

4）血管性認知症の診断基準

　記憶障害および認知機能障害が存在し、CTやMRIなどの画像検査により脳血管障害が認められると、血管性認知症（Vascular dementia）と診断される。ただし、血管性認知症は、アルツハイマー病と共通の危険因子を有し、病理学的にも双方の所見が重なる病態が認められる場合も多く、「脳血管障害を有するアルツハイマー病」あるいは「混合型認知症」という概念も認められている（日本神経学会, 2010）。血管性認知症の診断基準を表III-2-6に示す。

表III-2-6　NINDS-AIRENによる血管性認知症の診断基準
（出典：Roman et al.（1993）を波木井・黒岩（2004）が翻訳・作成したものを引用、改変）

I．Probable vascular dementia

1. 認知症：記憶障害および2つ以上の認知障害（見当識・注意・言語・視空間認知・計算・遂行・運動制御・判断）があること。神経心理検査で証明され、日常生活動作に支障を来すこと。
2. 脳血管障害：神経学的局在徴候（不全片麻痺・中枢性顔面神経麻痺・Babinski徴候・構音障害など）を認める場合。CT・MRIで多発性脳梗塞、単発性の梗塞（角回・視床・後大動脈・前大動脈領域）、基底核・白質の多発性ラクナ梗塞、びまん性虚血性白質病変などを認める場合。
3. 上記の2つの関連：脳卒中後3か月以内に認知症を発症する。認知機能の急速な増悪、または階段状の増悪を認める。

II．Probable vascular dementiaにみられやすい臨床所見

a. 初期からの歩行障害（小刻み歩行）
b. ふらつき、頻回の転倒
c. 泌尿器科疾患に関連しない失禁・排尿障害
d. 仮性球麻痺
e. 性格変化、発動性低下、抑うつ、感情失禁など

III．Vascular dementiaを疑いにくい臨床所見

a. 初期から記憶障害を認め、認知機能障害（記憶障害、超皮質性感覚失語・失行・失認）が画像所見に合致せず増悪する場合。
b. 認知機能障害以外の局在性神経症状を認めない場合。
c. CT・MRIで脳血管障害を認めない場合

IV．Possible vascular dementia

a. 局在神経症状と認知症を呈するが、画像上明らかな脳血管障害が認められない場合。
b. 認知症の発症と脳卒中の時間的関係が明らかでない場合。
c. 認知機能障害の発症時期が不明瞭で、経過中認知機能障害が不変、あるいは改善する場合。

V．Definite vascular dementia

a. 臨床的にprobable vascular dementiaの診断基準を満たす場合。
b. 生検・剖検で病理組織学的に脳血管障害が証明された場合。
c. 神経原線維変化・老人斑が年齢相応の場合。
d. 臨床的・病理学的に他の認知症の原因疾患を認めない場合。

5）レビー小体型認知症の診断基準

　レビー小体とは染色液エオジンに染まる円形の神経細胞内封入体で、当初はパーキンソン病脳に発見された。レビー小体型認知症に見られる特徴的な症候は、認知障害の変動性、具体的な幻視、パーキンソニズムなどである。臨床経過や症候の特徴を把握した上で、諸検査（頭部MRI、I-MIBG心筋シンチグラフィ、脳血流SPECT、FDG-PETなど）の結果を総合的に判断する（日本神経学会, 2010）。レビー小体型認知症の診断基準を表Ⅲ-2-7に示す。

表Ⅲ-2-7　Lewy小体型認知症の臨床診断基準
（出典：McKeith IG et al.（2005）を井関（2010）が翻訳・作成したものを引用、改変）

1．必須症状：進行性の認知機能障害
2．中核症状（Probable DLBには2つが、Possible DLBには1つが必要）
　　a．注意や覚醒レベルの変動を伴う認知機能の動揺
　　b．現実的で詳細な内容で、繰り返し現れる幻視
　　c．パーキンソニズムの出現
3．示唆症状（possible DLBに加えて、1つ以上あればprobable DLB）
　　a．REM睡眠行動障害
　　b．抗精神病薬に対する感受性の亢進
　　c．機能画像で基底核のドパミン取り込み低下
4．支持症状
　　a．繰り返す転倒
　　b．失神
　　c．自律神経機能異常：起立性低血圧、尿失禁など
　　d．幻視以外のタイプの幻覚
　　e．系統的な妄想
　　f．抑うつ状態
　　g．形態画像で内側側頭様が比較的保たれる
　　h．機能画像で後頭葉のびまん性の取り込み低下
　　i．MIBG心筋シンチでの取り込み低下
　　j．脳波で初期からの徐波活動
5．除外項目
局所性神経徴候や脳画像でみられる脳血管障害の存在
部分的あるいは全般的に臨床像を説明しうる他の身体疾患または脳疾患の存在
重篤な認知症の時期にはじめてパーキンソニズムが出現したとき

6）前頭側頭型認知症の診断基準

　前頭側頭型認知症（frontotemporal dementia：FTD）は、前頭葉および側頭葉に限局した萎縮が認められるのが特徴で、性格変化、情動鈍麻、脱抑制などが主な症状である。以前は、Pick病と呼ばれていたが、現在は、前頭側頭葉変性症（frontotemporal lobar degeneration：FTLD）の一類型として位置づけられている。Nearyら（1998）は、前頭側頭葉変性症を、前頭側頭型認知症、進行性非流暢性失語、意味性認知症の3亜型に分類し、それぞれの診断基準を提唱している。ここでは、それらの診断的特徴を紹介する（表III-2-8, 表III-2-9）。　　　　　　　　（原祐子・深津亮）

表III-2-8　FTDの診断的特徴
（出典：Neary（1998）をもとに池田（2010）が作成したものを引用、改変）

性格変化と社会的行動の乱れは病初期から全病期を通じて目立った特徴である。手段的知覚的認知力、空間的見当識、目的動作、記憶は障害されないか、比較的よく保持される。
1．確診的特徴
　A．発症は潜行性で緩徐進行性
　B．社会的人間関係を維持する能力が早期から低下
　C．個人的行状の調節が早期から障害
　D．感情が早期から鈍麻
　E．自己洞察力を早期に喪失
2．支持的特徴
　A．行動障害
　　1．個人衛生や身繕いの低下
　　2．精神的硬直と柔軟性欠如
　　3．注意散漫と飽きっぽさ
　　4．過剰摂食と食品嗜好の変化
　　5．保続と常同的行為
　　6．道具の強迫的使用
　B．発話と言語
　　1．発話の変化　（自発語の減少、発話の抑制）
　　2．常同的発話
　　3．反響言語
　　4．保続
　　5．無言症
　C．身体症状
　　1．原始反射
　　2．尿失禁
　　3．無動、筋強剛、振戦
　　4．低くて不安定な血圧
　D．検査
　　1．神経心理学：前頭葉機能テストに異常が出る、かつ高度な記銘障害、失語、あるいは空間的見当識障害を認めない
　　2．脳波：認知症が存在するにもかかわらず通常の脳波は正常
　　3．脳の形態／機能画像：前頭葉／側頭葉前極に異常が顕著

表III-2-9　進行性非流暢性失語 (PNFA) の診断的特徴
(出典：Neary (1998) をもとに池田 (2010) が作成したものを引用、改変)

表出性言語の障害が病初期から全病期を通じての目立った特徴である。それ以外の認知機能は障害を受けないか、比較的よく保たれる。

1. 核心的診断特徴
    A. 潜行性に発症し徐々に進行
    B. 非流暢性の自発発話があり、少なくとも次の1つを伴う：失文法、音韻性錯誤、失名辞
2. 支持的特徴
    A. 発話と言語
        1. 吃音または口舌失行　　2. 復唱障害　　3. 失読、失書
        4. 初期には言葉の意味理解は保たれる　　5. 晩期には無言症
    B. 行動
        1. 初期には社会的熟練動作は保持される
        2. 晩期にはFTDと同じ行動変化出現
    C. 身体症状
        晩期には病変と反対側に原始反射、無動、筋強剛、振戦が出現
    D. 検査
        1. 神経心理学：非流暢性失語であり、高度の記銘障害、知覚的認知・空間認知の障害がない
        2. 脳波：正常、あるいは非対称性に徐波出現
        3. 脳画像 (形態/機能)：非対称性異常があり、優位半球 (通常は左) に目立つ

参考文献

McKhann, G.M., et al. (2011) The diagnosis of dementia due to Alzheimer's disease; Recommendation from the National Institute on Aging-Alzheimer's Association workgroups on diagnostic guidelines for Alzheimer's disease. *Alzheimers Dement*, 7 (3) , pp. 263-269.

McKeith, I.G., et al. (2005) Diagnosis and management of dementia with Lewy bodies: third report of the DLB Consortium. *Neurology*, 65, pp. 1863-1872.

Neary, D., Snowden, J.S., Gustafson, L., et al. (1998) Frontotemporal lobar degeneration: a consensus on diagnostic criteria. *Neurology*, 51, pp. 1546-1554.

Roman, G.C., et al. (1993) Vascular dementia: Diagnostic criteria for research studies-Report of the NINDS-AIREN International Workshop. *Neurology*, 43, pp. 250-260.

井関栄三 (2010) 「レビー小体型認知症」『医学のあゆみ』235, pp. 719-724.

池田研二 (2010) 「Ⅰ-1.前頭側頭葉変性症の概念の誕生と現在の臨床・病理分類」池田学 (責任編集)『専門医のための精神科臨床リュミエール12 前頭側頭型認知症の臨床』中山書店.

カミングス, J.L.、ベンソン, D.F.(著) 長谷川和夫 (監訳) 本間昭・今井幸充 (共訳) (1986)『痴呆——診断と治療へのアプローチ』情報開発研究所.

東海林幹夫 (2016)「MCIとプレクリニカル AD——診断基準と神経心理学的評価」『老年精神医学雑誌』27 (6) , pp. 616-623.

融道男・中根允文・小宮山実 (監訳) (1993)『ICD-10精神および行動の障害——臨床記述と診断ガイドライン』医学書院.

波木井靖人・黒岩義之 (2004)「脳血管性痴呆——診断と類似疾患の鑑別」『日本臨牀』62 (Supple1), pp. 23-27.

日本精神神経学会 (日本語版用語監修) 高橋三郎・大野裕 (監訳) 染矢俊幸・神庭重信・尾崎紀夫ほか (訳) (2014)『DSM-5精神疾患の診断・統計マニュアル』医学書院.

日本神経学会 (監修)「認知症疾患治療ガイドライン」作成合同委員会編集 (2010)『認知症疾患治療ガイドライン2010』医学書院.

日本認知症学会編集 (2008)『認知症テキストブック』中外医学社.

福井俊哉 (2013)「アルツハイマー病 NIA-AA 診断基準」『老年精神医学雑誌』24 (supple1) , pp. 34-38.

松下正明 (2014)「老年精神医学とDSM-5——診断マニュアルに求められるもの」『老年精神医学雑誌』25 (8), pp. 899-902.

3 治療・相談機関

1) 医療

　認知症を病気として捉える視点が広がり、早期発見を望む本人・家族が増えている。認知症を対象とする診療科は、神経内科や脳神経外科、精神科、精神神経科、老年科など多岐にわたる。もの忘れ外来、認知症外来、メモリークリニックなど、認知症専門の診療科を設けている医療機関もある。紹介状を必要とするケースもあるため、通院中の医療機関があれば紹介状を書いてもらい受診するのが一般的である。受診の際には、ふだんの様子や生活障害の程度を把握するため、本人の様子を知る家族または専門職の同席が望ましい。地域の認知症医療の中核機関として全国に認知症疾患医療センターが設置されており、鑑別診断、身体合併症やBPSDへの対応、専門医療相談を行っている。また、専門職を対象とした研修会・協議会の開催、地域の医療機関や関係機関との連絡調整などを通して、地域連携を推進している。本人が受診に積極的ではない場合は、地域包括支援センター（以下「地域包括」）、精神保健福祉センター、保健所などが受診相談に応じている。

厚生労働省　医療機能情報提供制度(医療情報ネット)

http://www.mhlw.go.jp/stf/seisakunitsuite/bunya/kenkou_iryou/iryou/teikyouseido/

ホームページから、全国にある医療機関の所在地と連絡先、診療の詳細（診療科目、診療時間、対応可能な疾患、治療内容等）を確認することができる。

認知症の診療を行う医療機関

http://sasp.mapion.co.jp/b/e-65/

エーザイ株式会社とファイザー製薬株式会社が運営する認知症の総合情報サイト「e-65.net（イーローゴ・ネット）」から、認知症の診療を行う全国の医療機関の所在地・連絡先を検索できる。

認知症疾患医療センター

http://dementia.or.jp/hospital/

NPO法人認知症ラボが運営するホームページ「認知症スタジアム」から、全国の認知症疾患医療センターの所在地・連絡先を検索できる。

保健所

http://www.phcd.jp/03/HClist/

ホームページから、全国の保健所の所在地・連絡先を検索できる。

精神保健福祉センター

http://www.mhlw.go.jp/kokoro/support/mhcenter.html

厚生労働省のホームページから、全国の精神保健福祉センターの所在地・連絡先を検索できる。

2) 介護・権利擁護

　地域包括は高齢者の暮らしを支えるための総合的な相談窓口として、各種サービスの紹介、介護予防ケアマネジメント、権利擁護（後述）、関係機関との連携や地域のケアマネジャー（以下「ケアマネ」）への支援などを担っている。介護保険サービスの利用には役所の担当窓口（介護保険課等）で要介護認定の申請を行う必要があるが、地域包括でも申請手続きの援助が受けられる。要介護度は調査員の訪問による認定調査と、主治医が作成する主治医意見書を基に判定されるため、医療機関に通院（または入院）していることが前提となる。申請の結果、要支援（1または2）と判定された場合は地域包括のケアマネが、要介護（1〜5）と判定された場合は居宅介護支援事業所のケアマネが担当となる。ケアマネは本人や家族のニーズ、要介護度、介護状況等を勘案し、サービスの利用計画（ケアプラン）を立案する。

　認知症が進行し、判断能力が低下してくると、サービス利用や売買の契約、財産管理が難しくなり、不利益を被りやすくなる。また、虐待や詐欺などの権利侵害を受けることもある。そこで、本人の意思や生活を守り、権利侵害を防ぐ権利擁護の制度がある。日常生活自立支援事業では、判断能力がやや衰えた人に対し、本人との契約に基づいて生活支援員が福祉サービスの利用手続き、日常的な金銭

管理・支払い、重要な書類の管理等を支援する。本事業については、事業主体である社会福祉協議会（以下「社協」）で相談できる。成年後見制度は、本人の権利擁護を担う代理人を選定し、代理人がサービスの契約や財産管理等を担う。将来判断能力が衰えた場合に備えて事前に代理人を選定し、衰えた段階になってから効力が発生する任意後見と、衰えた段階で代理人を選定する法定後見とがある。手続きは家庭裁判所で行う（任意後見の場合、代理人の選定手続きは公証役場で行う）が、地域包括や社協等で相談することができる。認知症の人への虐待が疑われる場合は、地域包括や役所の高齢者虐待防止の担当窓口が相談対応を行っている。

地域包括支援センター

http://www.mhlw.go.jp/stf/seisakunitsuite/bunya/hukushi_kaigo/kaigo_koureisha/chiiki-houkatsu/

厚生労働省のホームページからアクセスし、各都道府県の地域包括支援センターの所在地・連絡先を検索できる。

社会福祉法人社会福祉協議会

http://www.shakyo.or.jp/links/kenshakyo.html

ホームページから、全国の社会福祉協議会の所在地・連絡先を検索できる。

消費生活センター

http://www.kokusen.go.jp/map/

商品の売買契約やサービス利用をめぐって生じた消費トラブルは、各地域の消費生活センターで相談できる。独立行政法人国民生活センターのホームページから、全国の消費生活センターの所在地と連絡先、受付時間が検索できる。

日本司法支援センター　法テラス

http://www.houterasu.or.jp/

0570-078374（平日9〜21時、土曜9〜17時）

財産や借金、契約に関するトラブルなど、法律に関わる問題の電話およびメール相談に応じ、解決に役立つ法制度や手続き、内容に応じた相談窓口を紹介してくれる。

認知介護情報ネットワーク

https://www.dcnet.gr.jp/

認知症介護に関する研究・専門職の育成を担う認知症介護研究・研修センターが運営しているホームページであり、疾患やケアに関する情報、研修情報、学習や研修に利用できる教材や「センター方式」「ひもときシート」などのアセスメントツールが得られる。

若年性認知症コールセンター

http://y-ninchisyotel.net/

0800-100-2707（月〜土 10〜15時）

認知症介護研究・研修大府センターが運営している若年性認知症に関する電話相談窓口で、本人や家族、職場、専門職等からの相談に応じている。

3）家族支援

　介護家族の自助グループとして、全国組織である「認知症の人と家族の会」をはじめ、各地域に家族会がある。地域包括、保健所、通院先の医療機関等が開催している介護者教室も利用できる。近年は、家族・本人や専門職が地域のなかでより自然なかたちで集える認知症カフェが立ち上がりつつあり、家族同士の交流や専門職への相談の機会を提供している。個別の家族相談は地域包括や担当のケアマネが担っているが、心理職による相談の機会を設けている医療機関・自治体もある。

公益社団法人認知症の人と家族の会

http://www.alzheimer.or.jp/

0120-294-456（平日 10〜15時）

各都道府県に支部をもつ全国組織の家族会であり、介護経験者が電話相談に応じている。ホームページから、各都道府県の支部の所在地と連絡先、「つどい」（介護家族の情報交換・交流会）の情報が検索できる。

家族会・認知症カフェ

http://dementia.or.jp/family/

NPO法人認知症ラボが運営するホームページ「認知症スタジアム」から、全国の家族会や認知症カフェの所在地・連絡先を検索できる。

索引

英数字

ADAS-cog 41
Auditory Verbal Learning Test 36
BPSD→行動・心理症状
BZP→ベンゾジアゼピン系抗不安薬
CBT→認知行動療法
DASC 86
FAB 41
FTLD→前頭側頭葉変性症
HDS-R→改訂長谷川式簡易知能評価スケール
J-ZBI_8 195
MCI→軽度認知障害
MMSE 182
NMDA受容体阻害薬 172
NMスケール 139
PNFA→進行性非流暢性失語
preclinical AD 227
PSW→精神保健福祉士
QOL→生活の質
Raven CPM 41
Rey-Osterrieth Complex Figure 36
START 52
Trail Making Test 36
Wechsler Adult Intelligence Scale-III 36
αシヌクレイン 171
βアミロイド 170

あ行

アウトリーチチーム 85
アクティブシニア 163
アサーション 197
アサーティブ 53
アセスメント 28
アセチルコリンエステラーゼ阻害薬 172

アパシー 130, 176
アミロイド仮説 173
誤り排除学習理論 67
アルツハイマー病 170, 182, 227
意思決定能力法 30
一次予防 77
意味性認知症 172
インフォーマル・サービス 120
うつ状態 128
うつ病 129, 175
エピソード記憶 142
音楽療法 189

か行

介護うつ 130
介護給付 104
介護者サポーター 110
介護者の会 107
介護準備家族 57
介護ストレス 103
介護負担 26, 107, 195
介護保険サービス 234
介護離職 92
回想法 139, 189
改訂長谷川式簡易知能評価スケール 134, 183
カウンセリング 197
かかりつけ医 76
仮性認知症 130
画像検査 170
家族会 107, 199
家族介護 26
家族介護者 192
家族からの聞き取り 123
家族教室 199

環境変化のストレス 137

感情労働 107

基礎疾患 223

グループホーム 136

ケアプラン 136

ケアマネジャー 155

芸術療法 189

軽度認知障害 45, 57, 66, 220, 225

刑務所 145

ケースワーク 94

血管性認知症 171, 183, 229

原因疾患 20

限界設定 61

検査バッテリー 35

幻視 184

現実見当識訓練 66

健忘症候群 69

交通事故 16

行動活性化 47

行動・心理症状 46, 70, 190

行動的アプローチ 204

行動分析 60

高齢運転者 16

高齢化率 14

高齢者虐待 63

高齢者人口 218

高齢受刑者 144

高齢人口 15

コミュニティ・アプローチ 160

コンサルテーション 83

困難事例 88

さ行

産業医 99

三次予防 77

支援ニーズ 193

支持的心理療法 206

自動思考 103

自動車運転 39

社会資源 104

若年性アルツハイマー病 97

若年認知症/若年性認知症 99, 150, 224

若年性認知症コーディネーター 153

若年認知症ケア 150

若年認知症専門員 150

重度認知症デイケア 199

終末期 197

常同行為 184

ショートステイ 93

初期集中支援チーム 89, 188

新オレンジプラン 98, 165

心気状態 123

神経心理学的検査 35, 96

進行性非流暢性失語 41

診断 168

診断基準 225

心理アセスメント 180

心理教育 47, 51, 102, 109

心理教育プログラム 105

心理力動療法 203

心理療法 201

睡眠障害 179

ストレスケア 198

生活の質 139

制止 176

精神障害者手帳 146

精神保健福祉士 196

世代間交流 163

セルフヘルプ・グループ 109

遷延性悲嘆 24

前頭側頭型認知症 172, 184, 231

前頭側頭葉変性症 41, 172

前頭葉機能 43

せん妄 91, 178, 182

早期発見 77

早期発見・早期診断推進事業 85

喪失体験 20

側頭葉てんかん 179

た行

タイムアウト 61

タウ 170

他職種支援 155

多職種連携 149

脱抑制 184

地域生活定着支援事業 146

地域包括ケアシステム 163

地域包括支援センター 54, 80, 125

地誌的見当識障害 117

注意集中 182

超高齢社会 14

デイケア 134

デイサービス 101, 119, 137

てんかん 179

特別調整 145

特別養護老人ホーム 139

取り繕い反応 135

な行

なじみの関係 137

人間性アプローチ 206

二次予防 77, 98

認知行動療法 45, 103, 205

認知再構成 48

認知症 19

認知症カフェ 199

認知症ケア 186

認知症サポーター 29, 162

認知症サポーター養成講座 162

認知症有病率/認知症の有病率 19, 220

認知症予防に良い生活習慣 124

年齢相応のもの忘れ 123

脳萎縮 171

脳血管障害 171, 176

脳血管性うつ病 176

ノーマライズ 56, 96

は行

パーキンソニズム 171

パーソン・センタード・ケア 186, 206

徘徊 117

徘徊・見守りSOSネットワーク 118

ピアグループ 198

被害妄想 88

悲嘆 22

非定型抗精神病薬 173, 178

病的なもの忘れ 123

非流暢性失語 172

ファーストコンタクト 86

不安 122, 175

不安障害 177

夫婦同席面接 158

フォーマル・サービス 120

複雑性悲嘆 24

振り込め詐欺 16

ベンゾジアゼピン系抗不安薬 177

暴力 81

ま行

街ぐるみ認知症相談センター 211

民生委員 81

妄想 87, 177

妄想性障害 177

物盗られ妄想 80

問診 169

問題解決志向 160

や行

薬物治療 172

予防 98

予防給付 104

ら行

リアリティ・オリエンテーション 188

リハビリテーション 188

領域特異的訓練 69

領域特異的知識 69

リラクセーション 47

リラクセーション法 59

レスパイト 197

レビー小体 171

レビー小体型認知症 171, 184, 230

レミニッセンス 139

労働安全衛生法 99

老老介護 131

「認知症」編者

北村 伸 (きたむら しん)	日本医科大学 武蔵小杉病院認知症センター
野村 俊明 (のむら としあき)	日本医科大学 医療心理学教室 日本医科大学 街ぐるみ認知症相談センター

執筆者(五十音順)　　　　　　　　　　　　　　　　　　　　　　　　　　担当

稲垣 千草 (いながき ちぐさ)	日本医科大学 武蔵小杉病院認知症センター	事例7・事例15
岩元 健一郎 (いわもと けんいちろう)	国立精神・神経医療研究センター 認知行動療法センター	事例12
扇澤 史子 (おうぎさわ ふみこ)	東京都健康長寿医療センター 精神科	事例9
小野寺 敦志 (おのでら あつし)	国際医療福祉大学大学院 医療福祉学研究科	事例20
樫村 正美 (かしむら まさみ)	日本医科大学 医療心理学教室	事例3・事例4・ 事例5・事例8・ 理論編6・資料編1
川島 義高 (かわしま よしたか)	国立精神・神経医療研究センター 精神保健研究所 精神薬理研究部	事例1
川西 智也 (かわにし ともや)	日本医科大学 武蔵小杉病院認知症センター	事例18・理論編4・ 理論編7・資料編3
川村 綾子 (かわむら あやこ)	日本医科大学 武蔵小杉病院 神経内科	事例2
北村 伸	編者	理論編1
田島 美幸 (たじま みゆき)	国立精神・神経医療研究センター 認知行動療法センター	事例12
根本 留美 (ねもと るみ)	日本医科大学 武蔵小杉病院認知症センター	事例14・事例16
野村 俊明	監修者・編者	事例10・事例19・ 理論編2
原 祐子 (はら ゆうこ)	公益財団法人 西熊谷病院	イントロダクション・ 事例12・理論編5・ 資料編2
深津 亮 (ふかつ りょう)	公益財団法人 西熊谷病院 埼玉医科大学 総合医療センター	イントロダクション・ 理論編5・資料編2
藤里 紘子 (ふじさと ひろこ)	国立精神・神経医療研究センター 認知行動療法センター	事例12
堀 恭子 (ほり きょうこ)	聖学院大学	事例21
無藤 清子 (むとう きよこ)	訪問看護ステーションしもきたざわ	事例13
森脇 正弘 (もりわき まさひろ)	東海旅客鉄道株式会社 健康管理センター	事例11
山下 真里 (やました まり)	日本医科大学 武蔵小杉病院認知症センター	事例17・事例22
吉原 美沙紀 (よしはら みさき)	国立精神・神経医療研究センター 認知行動療法センター	事例12
若松 直樹 (わかまつ なおき)	新潟リハビリテーション大学 医療学部 リハビリテーション学科	事例6・理論編3

編者・監修者

北村 伸 日本医科大学武蔵小杉病院特任教授。神経内科専門医・神経内科指導医・老年精神医学会専門医・老年精神医学会指導医・老年医学会専門医・老年医学会指導医。主な著書に『痴呆性疾患の画像診断シリーズ 1〜6 巻』(共著、ワールドプランニング、1997〜1998 年)、『加齢と神経内科の病気の話』(老人病研究会、2014 年) など。

野村 俊明 日本医科大学医療心理学教室教授。医学博士。精神保健指定医・精神科専門医・精神科指導医・臨床心理士。主な著書に『非行精神医学——青少年の問題行動への実践的アプローチ』(共著、医学書院、2006 年)、『生命倫理の教科書——何が問題なのか』(共編著、ミネルヴァ書房、2014 年) など。

青木 紀久代 お茶の水女子大学基幹研究院准教授。博士 (心理学)。臨床心理士。主な著書に『いっしょに考える家族支援——現場で役立つ乳幼児心理臨床』(編著、明石書店、2010 年)、『社会的養護における生活臨床と心理臨床』(共編著、福村出版、2012 年) など。

堀越 勝 国立精神・神経医療研究センター 認知行動療法センター センター長。クリニカル・サイコロジスト (マサチューセッツ州)。主な著書に『精神療法の基本——支持から認知行動療法まで』(共著、医学書院、2012 年)、『ケアする人の対話スキル ABCD』(日本看護協会出版会、2015 年) など。

これからの対人援助を考える くらしの中の心理臨床
⑤認知症

2017 年 9 月 30 日　初版第 1 刷発行

監修者	野村 俊明・青木 紀久代・堀越 勝
編　者	北村 伸・野村 俊明
発行者	石井 昭男
発行所	福村出版株式会社
	〒113-0034　東京都文京区湯島 2-14-11
	電話　03-5812-9702／ファクス　03-5812-9705
	http://www.fukumura.co.jp
装　幀	臼井 弘志 (公和図書デザイン室)
印　刷	株式会社文化カラー印刷
製　本	協栄製本株式会社

福村出版◆好評図書

野村俊明・青木紀久代・堀越 勝 監修
野村俊明・青木紀久代 編
これからの対人援助を考える くらしの中の心理臨床

① う　　　　　　　　　つ

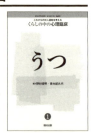

◎2,000円　　　　　　ISBN978-4-571-24551-0　C3311

生活の中で起こる様々な「うつ」への対処を，21の事例で紹介。臨床心理士・医師・カウンセラーなど，多様な視点からクライエントの「生活」を援助するヒントを示す。

野村俊明・青木紀久代・堀越 勝 監修
林 直樹・松本俊彦・野村俊明 編
これからの対人援助を考える くらしの中の心理臨床

② パーソナリティ障害

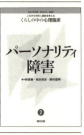

◎2,000円　　　　　　ISBN978-4-571-24552-7　C3311

家庭・学校・職場・刑務所などで様々な問題行動として現れる「パーソナリティ障害」への対処を，22の事例で紹介。理論的な考察もふまえた，多様な援助のあり方を提示。

野村俊明・青木紀久代・堀越 勝 監修
藤森和美・青木紀久代 編
これからの対人援助を考える くらしの中の心理臨床

③ ト　ラ　ウ　マ

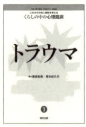

◎2,000円　　　　　　ISBN978-4-571-24553-4　C3311

心理臨床家が出会う様々な「トラウマ」を21の事例で紹介し，複数の立場・職種から検討。トラウマを持つ人々を日常生活でどう援助していけばよいか，具体的な指針を提示。

野村俊明・青木紀久代・堀越 勝 監修
青木紀久代・野村俊明 編
これからの対人援助を考える くらしの中の心理臨床

④ 不　　　　　　　　安

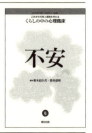

◎2,000円　　　　　　ISBN978-4-571-24554-1　C3311

生活の中で様々な形を取って現れる「不安」を22の臨床事例で紹介し，それぞれについて多職種協働の観点から検討を加える。心理的援助の理論的背景，統計資料なども収録。

◎価格は本体価格です。